体の不調は「首こり」から治す、が正しい

三井弘

はじめに

この10年ぐらいの間で、私の整形外科クリニックに来院される患者さんに変化が見られるようになりました。以前は膝や腰を痛めてやって来る方がほとんどだったのに、肩から首にかけての不調を訴える方が大変に増えてきたのです。

そうした患者さんたちの原因は、ほとんどが首にあります。すなわち、**首が悪くて痛みや不調につながっている方が増えている傾向にある**のです。

私は首に関する本の出版などを通して、10年以上前から首の問題に警鐘を鳴らしてきましたが、正直に告白すると、現在のような首こり患者さんの急増は想像もしていませんでした。

背景には、パソコン・モバイルツールの普及と働く環境の変化が大きく関わっているようです。

老若男女を問わず、誰もがパソコン・モバイルツールを日常的に使用するようになり、職場では事務的作業のすべてがパソコンで行われています。約10年前と比べても、今は同じ姿勢を取り続けたまま、長時間パソコンなどを使う場面が圧倒的に多くなりました。それが首を痛める人を増やしている一因と考えられます。

長年ひどい肩こりに悩まされ、マッサージや整体を渡り歩いても症状が改善されず、思い余ってやって来られる方は後を絶ちません。なかには頭痛やめまい、手足のしびれを伴っている方もいます。

皆さんに共通するのは、自身を悩ませているのが、肩の筋肉がこっている「肩こり」だと考えていることです。しかし**筋肉疲労である肩こりと、首を原因とする肩こりはまったく別のもの**です。

もしも首に原因があった場合、それに気づかないままでいると、やがて全身にさまざまな不調が出てきます。痛みやしびれはもちろんのこと、精神不調や体の麻痺、最悪の場合は命の危険もあります。**首こりはあらゆる不調を招く「万病の元」**といってよいのです。

首に起因する症状の大半は、「肩こり」や「頭痛」といった首とは関係のない場所に出やすいこともあって、自分の首が傷んでいることに気づく人はなかなかいません。そのため来院されたときには首の状態が重症化しているケースも目立ち、かねてから、その現状を何とかしたいと思い続けてきました。

この本は、一人でも多くの方に首こりの深刻さと首をいたわることの大切さを知っていただきたいとの思いから書いたものです。

序章で、つらい不調が首からきていることを理解してもらったうえで、第1章では首の大切さと首こりが与える影響について、第2章では首のしくみと首こりからくるさまざまな不調のサインについて触れています。

また第3章と第4章では、首を守るために日頃どのようなことに気をつけたらよいのかを「姿勢」と「生活習慣」の側面からお伝えしています。第5章では、首に関するさまざまな疑問についてQ＆A方式でお答えしています。

まずは巻頭のチェックリストで、現在のご自分の「首こり度」を知ったうえで本章を読み進めてみてください。

現在すでに何らかの不調が出ている方やチェックリストで首こりに該当した方は、

一刻でも早く首の健康を守る生活にシフトしていただきたいと思います。

多くの方々が首をいたわり、首を大切にし、首を傷めない生活を心がけて、首の故障で来院される方が少しでも減ってくださることが私の願いです。

首の健康を守ることは生活の質や自分の命を守ることにつながります。

本書がその一助となれたら、整形外科医としてこれほどうれしいことはありません。

目次

序章

つらい痛みと不調——万病は「首」が原因だった！

第1章 「首こり」を放っておくと命に影響する！

第2章

こんな症状は「首の故障」を疑いなさい！

第3章

歩き方・座り方だけで「首こり」の9割は改善できる

第4章

首は沈黙の筋肉！　首をいたわる健康習慣

第5章 Q&A 気になる「首の問題」相談室

巻頭　その痛みと不調は「首こり」を疑え！

「首」が原因の症状を知る簡単チェックリスト

「首こり」があるときの症状は、必ずしも首にだけ現れるわけではありません。また、さまざまな不調とも関係しています。

まずは次のチェックリストで、該当するものがないかどうか確認してみてください。

□ ①休養しても肩こりが取れない
□ ②頭痛薬を飲んでも頭痛がなくならない
□ ③後頭部に鈍痛がある

☑ CHECK!

□ ④下を向くと首に痛みがある
□ ⑤起きぬけは大丈夫だが、仕事や作業をすると首・肩が痛む
□ ⑥洋服のボタンをとめるのに手間どったり、うまくとめられないことがある
□ ⑦手に力が入らない
□ ⑧昔のように字がうまく書けなくなった
□ ⑨歩いているとき、何となくふらつく感じがする
□ ⑩集中力の低下や気分の落ち込みがある
□ ⑪首・肩・背中と広くしつこい痛みがある
□ ⑫首が痛くて夜寝られない
□ ⑬無理をせず安静にしていても、首の痛みが4日以上取れない
□ ⑭立っているときにめまいが起こるようになった
□ ⑮硬貨など小さいものを指先でうまくつまめない
□ ⑯箸が持ちにくい、あるいはうまく持てていない気がする

☑ CHECK!

□ ⑰皮膚に触ったときの感覚が鈍くなったような気がする
□ ⑱手がしびれている感覚が続いている
□ ⑲足先にビリビリした感じがある、しびれがある
□ ⑳手すりにつかまらないと、階段の上り下りができない

いずれも首の問題と関係する症状ですが、このうち⑪〜⑰の項目が当てはまる方は一度医師の診察を受けてみることをお勧めします。さらに⑱〜⑳の症状がある方は、首の故障がかなり進んでいると考えられますので、一刻も早く整形外科に足を運びましょう。

①〜⑩の項目は、「首こり」の症状としてはまだ軽度と言えますが、油断は禁物です。早急に生活を見直して「首こり」を悪化させないようにしましょう。

序章

つらい痛みと不調

――万病は「首」が原因だった！

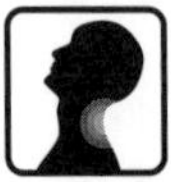

「首」は現代日本人の盲点

肩こりがひどい、背中がこる・痛む、腰痛に悩まされている、頭痛がある——。

「こり」や「痛み」は、数ある体の不調の中で、現代人にとって最も身近な症状です。皆さんもきっと身に覚えがあることでしょう。

私が専門としている整形外科の分野に、「△△がこる・痛い」と訴えて来られる患者さんたちの場合、「△△」の部分に入る部位は、肩・背中・膝・腰が圧倒的な割合を占めます。

ところが最近、その訴えの裏側に、隠れた原因を抱えている方が大変に増えてきました。

隠れた原因とは何でしょうか？　先に答えを言ってしまうと「首のトラブル」です。

たとえば、ひどい肩こりと頭痛に耐え切れなくなり、駆け込むようにして私のところに来院された40歳の女性がいました。

若い頃から肩こりに悩まされ、針治療やマッサージを繰り返し受けているのですが、なかなか改善されなかったそうです。結婚後は長らく専業主婦でしたが、お子さんが手を離れたことを機に事務職のパートを始めたところ、肩こりが悪化。ひどい頭痛にも苛まれるようになったということでした。

合併症や既往症は特になく、右手にしびれ感が見られたものの、診察した限りでは神経学的な明らかな異常はありません。

次にレントゲンを撮ってみると、原因が一発で判明しました。頸椎に骨棘《こっきょく》が認められたのです。

頸椎とは首の骨、骨棘とは椎間板の周囲の骨がトゲのように変性した部分を言います。首の仕組みについて詳しくは後述しますが、この骨棘が肩の筋肉を司る「肩甲上神経」と呼ばれる神経根を圧迫し、肩こり、頭痛、しびれを引き起こしていたのです。

この患者さんのように、**しつこい肩こりや背中痛、頭痛の背景に、首の状態が関わっているケースは少なくありません。**

私は、整形外科医として40年近く患者さんたちを診てきましたが、ここ十数年で、なかなか改善されない肩・背中の重度のこりや痛み、手足のしびれ、頭痛、さらにはそれに付随して、脱力感や集中力の低下、抑うつ感といったものを訴えて来院される患者さんがかなり増えたことを実感しています。

そうした症状と首は、実は深く関係しています。

ところが多くの方が、自分の不調は「首」からきているとは思いもよらないのです。

首は、いわば体の不調における盲点と言ってもよいでしょう。

万病は首からやってくる！

「最近、特に肩こりがひどくなってきた気がする」

「首のあたりが常に重たい感じで、もんでもスッキリしない」

「頭痛もちで、ずっと頭痛に悩まされている」

「ときどき手先にしびれを感じるようになった」

こうした自覚症状があっても、「単なる肩こりだし……」「頭痛もちだから仕方ない」「年だから起こるのだろう」などと軽く考えて、そのまま放置してしまう方は少なくありません。

しかし、慢性的に症状が続いているようなら、「単なる」や「たかが」と考えてしまうことは危険です。というのも、その慢性症状は首からの「故障し始めているよ」のサインである可能性が高いからです。

日常生活においてはほとんど意識されることのない部位ながら、首は脳と体をつなぐ重要な関所です。その関所である首のトラブル

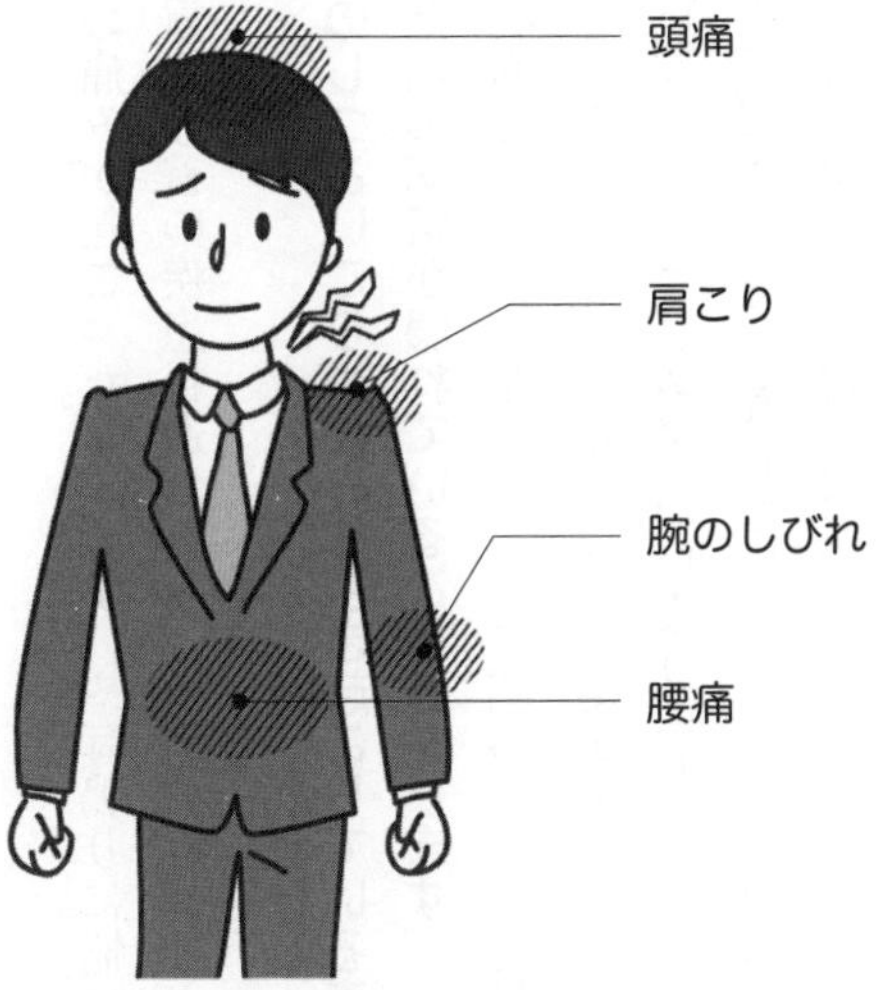

首こりは危険信号！

は、脳にも体にも影響し、全身的な症状の元ともなり得ます。

原因が首であった場合、我慢し続けたり、マッサージや整体で一時しのぎをしたり、湿布薬などでごまかしたりしても、症状はよくなるどころかどんどん悪化していく一方でしょう。

やがて日常生活に支障をきたすほどの痛みが起こったり、めまいや耳鳴りに悩まされたりするようになります。さらには重篤な首の疾患に進んだり、四肢の麻痺などにつながっていく危険性もあります。

それだけではありません。**首まわりのしつこいこりや痛みを引き起こしている真の原因に、がんやリウマチ、結核といった別の病気が隠れていることもあります。**

最悪の場合、症状を軽く考えて自己判断で対症療法を続け、命に関わる病気を見逃してしまったという、悔んでも悔やみきれない結果につながることもあるのです。

ですから「たかが肩こり」「頭痛は持病」などと甘く考えないようにしましょう。

「なかなか症状が取れないなあ」「何をやってもラクにならない」。そんなときは、自己流の対症療法に頼らず、ぜひ一度医師の元を訪ね、首の状態をチェックしてみることが大切です。

「首こり」も立派な生活習慣病

首の不調が起こるのは、**首を酷使する生活が続くことが最大の要因**です。

それでなくとも首は、日常生活の中で絶えず動かされ続けています。

私たちが日頃どれだけ無意識に首を使っているかは、10分でも首をまったく動かさずに生活してみるとよくわかります。歩くにしても、モノを取るにしても、何かを食べるにしても、パソコンを使うにしても、たちまち不便になってしまうはずです。

首が健康だからこそ、私たちはつつがなく日常生活を送ることができているのです。

しかし、そのことを意識することはほとんどありません。首がスムーズに動くことは、意識するまでもない〝当たり前〟のことだからです。

そのため必要以上に負担をかけてしまっても、よほどの症状が出ない限り、大概の人は首が傷んでいることに気づかないのです。

さらにやっかいなことに、首は大変慎み深く、我慢強い部位です。酷使されて、酷使に耐えて耐えて、「もうそろそろ限界だあ」となっても、なかなか声を上げようとしません。「本当にもうダメです」となったとき、起きぬけの突然の「痛み」「しびれ」というかたちでSOSを出す。そのようなパターンも数多くあります。

もちろん、その前に、肩こりや背中痛といったサインを出してはいるのですが、首そのものの痛みではないため、それが首への負担から生じていると、ご主人さまに気づいてもらえないことのほうが多いのです。

首そのものへの違和感や痛みが出た時点で、症状はかなり重篤になっているというケースが少なくないのも、サインに気づいてもらえないからなのです。

朝起きたら急に痛くなっていた。しかも思い当たる原因がない。

ヘンな寝方をしたわけでも、ヘンなところで寝たわけでも、一晩中徹夜で仕事をしたり、ボクシングで殴られたり、スポーツで誰かとぶつかったりしたわけでもない。明らかな原因がないのに、朝になったら痛くなっていた。

首の故障は、このように、いきなり症状として出現することもあります。

しかし、突然起こったかのように見えて、その実は長い間、知らず知らずのうちに、生活の中で首に負担をかけ続けてきたことの結果でもあるのです。

言うなれば、**首のトラブルも生活習慣によるもの。つまり、がんをはじめとする生活習慣病と同じ**です。首をいじめる生活の積み重ねからきています。

そのことに気づかなければ、首を悪くする人は今後ますます増えていくに違いありません。

実際、首を悪くして私のクリニックにや

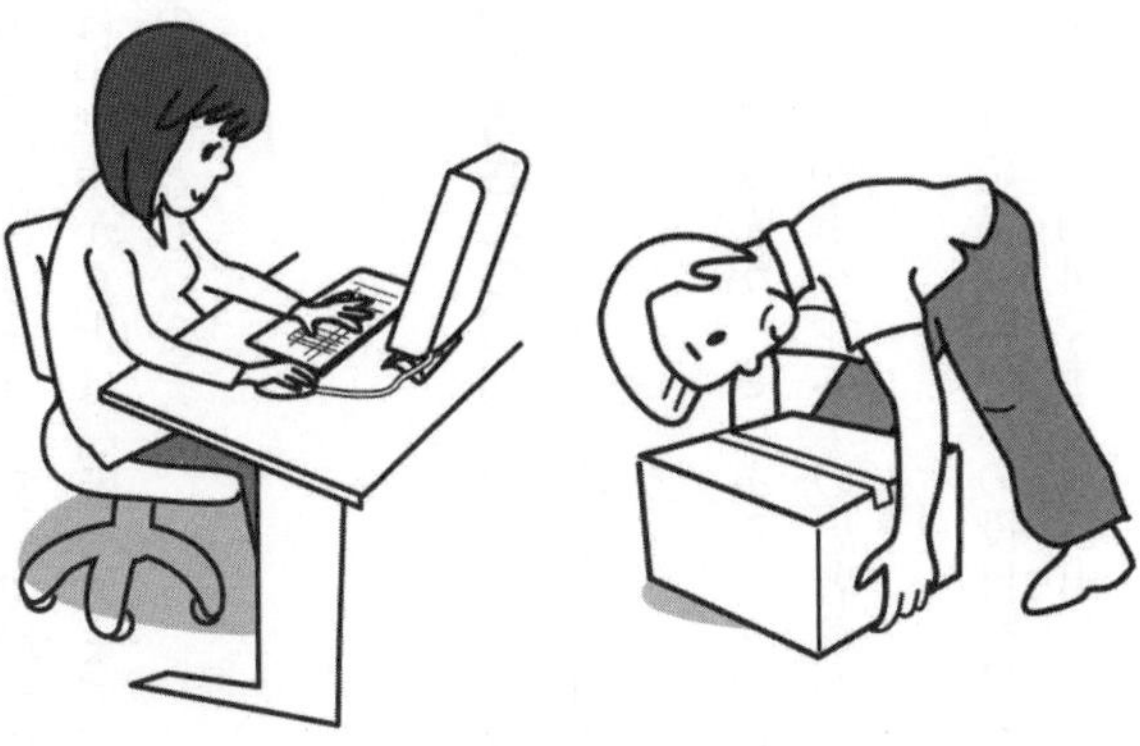

首を前に曲げる動作の多い職業は要注意！

って来る患者さんは、腰を悪くして来院される方を追い抜きそうな勢いで増えています。それも30代・40代の働き盛りを中心に、下は中学生から上は高齢の方まで、年齢性別問わず患者層が幅広いことが首のトラブルの特徴とも言えます。

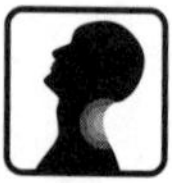

首のヘルニアが急増中

首の故障のなかで、**近年深刻なのがヘルニアの患者さんの増加**です。クリニックは毎日大勢の患者さんであふれていますが、待合室にいる人のうち、約半分は首のヘルニアと言っていいぐらいです。

「ヘルニアは腰の病気では？」と思われるかもしれませんが、さにあらず。知られていませんが、首の頸椎でもヘルニアは起こります。しかもヘルニアの患者さんで最も多い層が20代や30代の若い世代なのです。

ヘルニアという病気は、骨同士がぶつからないようにクッションの役目を果たしている「椎間板」という部分が変形し、飛び出してしまう病気です。飛び出した部分が脊髄や神経根を圧迫することで、激しい痛みを伴います。

きっかけは、急な動作で首に負担や衝撃を与えたり、捻挫や打撲などの外傷だったりします。スポーツをしていてなることもあります。しかし、いずれも〝きっかけ〟であって原因ではありません。真の原因は何年にもわたる椎間板の変形なのです。

病気というのは、往々にして、自覚症状がないまま何年にもわたって少しずつ病状が進み、ある日ふいに痛みとなって現れたりするものです。首の不調や病気も例外ではありませ

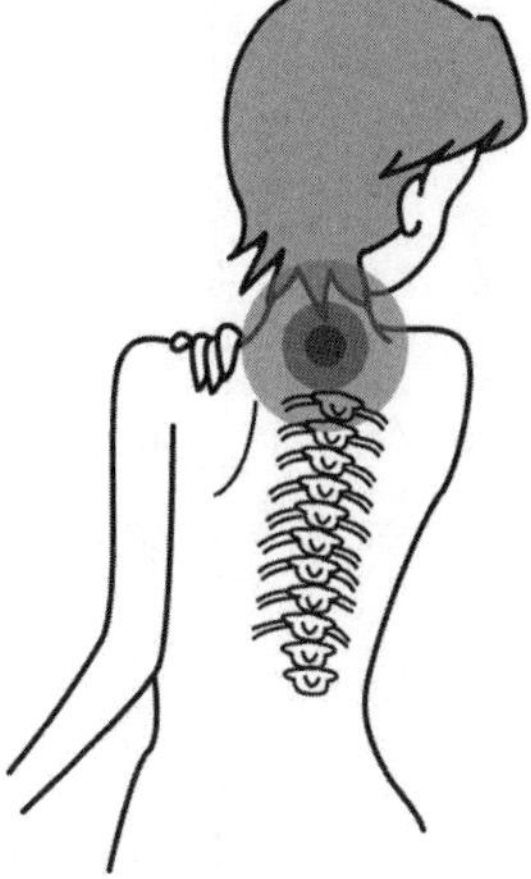

自覚症状のないまま、ある日突然、
首の激痛に襲われることがある

ん。何かの外的要因で急に痛みが起こったとして、そこに至るまでにはすでに何らかの積み重ねがあると考えて間違いないのです。

歯医者さんで「虫歯があります」と言われたら、今は痛くなくてもそのうち必ず痛みが出てきますね？　でも、いつ痛み出すかは神のみぞ知る、です。

首の病気であるヘルニアも同じです。

くしゃみでなった人、スポーツをしていてなった人、寝相が悪くてなった人、朝起きぬけになった人と、症状の出るきっかけはいろいろでも、すべてはたまたまでしかありません。

ヘルニアを起こすような生活が続いていて、自覚症状がないまま、何年も時間をかけて軟骨がすり減ったり、つぶれたりしていき、やがて脊髄や神経根を圧迫するほどにまでなる。徐々に慢性化して、ある日突如として激しい痛みに襲われる。

なおかつ「痛い！」という自覚症状として出たときには、すでに病状は進んでいたりします。だから困るのです。

首をいじめる生活をしていませんか？

それにしても近年、首を悪くする人が急増しているのはどうしてなのでしょうか。

一番の要因は、労働・生活環境の変化にあると私は考えています。労働環境で言うと、昔のような肉体を使う仕事は減り、今は椅子に座って作業するデスクワークが中心です。座った姿勢での作業は、おのずと首を下に向けた「屈曲」姿勢になります。この**「屈曲」姿勢を取り続けることは、最も首への負担をかけてしまう**のです。

さらに、長時間の「屈曲」を余儀なくさせているのがＩＴ化の進行です。

私たちの生活はいまやパソコン、ゲーム機、ケータイ・スマートフォンなどのデジタルツールと深く結び付いています。

試しに、こうした機器を使うとき、どのような姿勢になっているかをちょっとイメージしてください。実際にやってみていただいても結構です。

どうでしょうか？　首が前に出て、なおかつずっと下を向いていませんか？　つまりデジタルツールの登場と普及で、現代人は下を向く時間が長くなってしまっているのです。

なかでも**首の健康を最も脅かしているのがパソコン作業**と言ってよいでしょう。

ゲーム機やケータイ・スマートフォンなどは、「疲れたな」と思えばいつでも自由に姿勢を変えることができます。座っていて疲れたら寝転がってみたり、使うのをいったんやめたりと、自分自身で使う時間や姿勢をコントロールすることができます。

ところが仕事でパソコンを使う場合は、なかなかそうはいきませんね。数時間もパソコン画面に向かって作業し続けるなんてことがざらにありますし、人によっては十何時間もパソコンをのぞき込んだままの姿勢が続くこともあります。

そのような首をいじめる生活が毎日続けば、首はたちまち悲鳴を上げてしまいます。

こうしたものがなかった時代の人たちと比べ、ＩＴ環境が進んだ今は長時間同じような姿勢を取り続ける場面が圧倒的に増えています。これが現代人の首を悪くしている一つの元凶であることは間違いありません。

「首を悪くする＝スポーツや事故が原因」とのイメージがあるかもしれませんが、**実は首をいじめる生活習慣がジワジワと原因をつくっている**のだということを、これを機にぜひ知ってほしいと思います。

マッサージや整体は根本的な解決にはならない

なんだか肩や背中のあたりがつらい。カチカチにこっていて痛みもあるし、とにかく不快だ――。

そのようなとき、大抵の人が真っ先に駆け込む先がマッサージや整体、カイロプラクティック、鍼灸《しんきゅう》などではないでしょうか。

マッサージや整体で体をほぐしてもらうと、何といっても気持ちがいいし、たちまち体がすうっと軽くなり、ラクになる。この心地よさは病みつきになります。

私もかつて、この心地よさにハマったことがあります。私のクリニックに来院される患者さんたちも、街中のマッサージや整体に通っていたという人が相当数にのぼります。

けれども、心地よさや体の軽さを感じていられるのは長くて数日。場合によっては施術の30分後からまた体がこりだしてきたりします。だからまた整体やマッサージを受けたくなる。皆さんも、そのような経験はないでしょうか?

マッサージや整体を受けても、体のつらさがまたぶり返してくるのは、これらが対症療法でしかないからなのです。

疲労によって筋肉がこっているだけという状態のときは、マッサージや整体がある程度の効果をもたらしてくれるでしょう。一時的に、つらい筋肉疲労を緩和させたいときは有効な手段であるとも言えます。

一方で、生活習慣を見直すとか、真の原因を見つけて治すなど、**根本的な解決を図らない限り、いくらマッサージや整体を繰り返しても、慢性的な体のつらさが消えてなくなることはありません。**

それだけでなく、体の不調が首からきている場合、こうした民間療法を受けることによって症状が悪化する可能性もなきにしもあらずなのです。

たとえば、一般的にはあまり知られていませんが、厚生労働省からは、カイロプラクティック療法に関し「療法の対象とすることが適当でない疾患」として、次のようなものが挙げられています（「医業類似行為に対する取扱いについて」平成三年六月二八日通達）。

一般では「腫瘍性、出血性、感染性疾患、リウマチ、筋萎縮性疾患、心疾患」など。

徒手調整の手技で症状を悪化しうる頻度の高い疾患として、「椎間板ヘルニア、後縦靱帯骨化症、変形性脊椎症、脊柱管狭窄症、骨粗しょう症、環軸椎亜脱臼、不安定脊椎、脊椎すべり症」など。

多くが「首」と関係の深い疾患です。つまり**首を故障している人は、施術を受けてはいけない**とされているわけです。

もしも**「首に原因がある」と気づかないまま、不用意に民間の施術を受けて首のあたりを触られたら、かえって状態を悪くしてしまう可能性があります。**

私は必ずしも、マッサージや整体などを受けることに反対ではありません。それでスッキリと不調がなくなるのであれば、利用されるのもよいと思います。

ただし、首に問題のある方が安易に民間療法にかかることは危惧しています。首を故障しているのに、そこをぐりぐりといじられることは、整形外科医の立場から患者さんのことを考えて怖さと心配が募ります。

ですから、施術を受けても一向にひどい状態がよくならない、つらさがとれないというときは、再度マッサージや整体にかかる前に、一度医師の診断を受けてほしいと思います。今の状態でマッサージなどにかかっても大丈夫かを、医師に尋ねたうえで利用していただきたいと思うのです。

それが自分の首を守る大切な方法の一つでもあります。

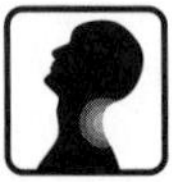

なかなか改善されないその症状は「首こり」を疑おう

毎日「首を痛めている」患者さんと接している医師としては、肩や背中や腰をいたわるのと同じくらい、日常生活の中で首もいたわってほしいという思いがあります。

でも首に関してはどうも軽視されがち、と言うより、あまりにも重要性を忘れられがちであるような気がしてなりません。

首は文字通り、全身の〝ネック〟となる部分です。「いつか治る」「そのうち治る」では手遅れとなる場合もあります。それでなくとも仕事や生活スタイルの変化の中で首はますます酷使される一方なのです。そのことにぜひ思いを巡らして、今一度「首」の大切さに意識を向けてみてください。

つらい症状がなかなか改善されないときは、まず「首に原因があるのかも？」と疑いをもち、生活習慣を見直すとともに医療機関にも足を運びましょう。**思っている以上に、「首」は健康の要**です。そのことを心に刻んでいただきたいと思います。

コラム

日本人の首は欧米人と比べて弱い！

ちょっと驚かれるかもしれませんが、日本は世界で一番首の悪い患者が多い国です。だからと言っていいと思いますが、世界で最も頸椎の学問が発達しており、首の手術などの治療技術も欧米諸国より進んでいます。

では、どうして日本人は首の悪い人が多いのか。

理由は**欧米諸国の人の首と比べて、日本人の首が弱いため**です。

体格的に、日本人は欧米人と比べて小ぶりです。最近の若い人たちはそうでもない人が増えていますが、それでも平均的に欧米の人たちよりは小柄でしょう。ということは骨格も小ぶりで、頸椎といった首の骨も小さくなります。

そもそもアジア人の首は、欧米人と比較して脊柱管が狭くできています。これも骨の大きさの違いから生じています。

脊柱管とは神経の束である「脊髄」が入っている骨の管のこと。脊髄自体の太さは欧米人とそれほど変わらないのに、この入れ物が日本人の場合は狭いのです。

例えると、大きなタンスが八畳に置かれているのが欧米人、四畳半に置かれている状態が日本人です。ですから当然、脊柱管の中のスペースに余裕がありません。首の老化や生活習慣の積み重ねなどで脊柱管に異常が起きると、中の脊髄が刺激を受けやすく、痛みやしびれといった不快な症状が起きやすくなるのです。

また**日本人は欧米人より首が短いことも、首の弱さの一因**です。体のバランスからして、頭の大きさと首のサイズが合っていないのです。欧米人は頭が小さく首も長く、首の健康にとっては理想的なバランスです。対する日本人は首に比して頭が大きく、その分、重い頭を支えるために首に力がかかりやすくなってしまうのですね。

食生活の違いも関係します。カルシウムやビタミンD、タンパク質などの摂取量が欧米と比べて少ないため、日本人で骨粗しょう症の人は多く、転倒などのちょっとしたアクシデントで首の骨を痛めてしまいやすい傾向があります。

さらにつけ加えると、**日本に多い和式の生活様式も首に負荷をかけやすい**と言えます。現在は椅子とテーブルの西洋スタイルも増えてきてはいるものの、リビングやダイニング以外の部屋は畳やカーペットの上に座って過ごす、という家も少なくないでしょう。

こうした和式スタイルでは、上を向いたり、下を向いたりといった動作が椅子の生活よりも格段に多くなります。特に下から見上げる動作は、振り仰ぐ角度も、振り仰ぐ頻度も椅子の生活より上回ります。生活様式においても、日本は、欧米と比べて首に負担がかかる割合が高いわけです。

このように、日本人は欧米人よりも首を悪くしやすい要素が多いのです。生活様式に関しては、畳や床に座る生活から椅子に座る生活へ変えるといった環境改善ができますが、残念ながら骨格や体型は変えていくことはできません。

それだけに、**「私たち日本人は体の仕組みとして首を悪くしやすい民族である」**ということを意識して、日頃から首を痛めない生活を心がけることが大切なのです。

第1章

「首こり」を放っておくと命に影響する！

人間の体で最も無防備な場所が首

序章で、「首は文字通り、全身の〝ネック〟となる部分」と述べましたが、これは大げさでも何でもありません。首には生命維持に必要な重要な器官が集まっており、万一ここを損傷すれば体の機能が麻痺してしまうような事態にもなりかねません。

ところが**人体の中で、首ほど無防備な場所もない**のです。

たとえば、首から下のボディの部分を考えてみてください。心臓や肺といった臓器はろっ骨とそれを覆う筋肉に守られ、肝臓や腸なども腹筋や脂肪などで厚く保護されています。お尻や脚には強くて丈夫な骨とたくましい筋肉があります。

首から上の頭の部分も、人体の司令塔である脳は頭蓋骨で守られ、クッション材のように頭髪で覆われています。

では、頭と体をつなぐ中継地点である首はどうでしょうか？　首を構成する骨（頸椎）は、背中や腰の部分の背骨と比べると細く、体の骨の中でも華奢《きゃしゃ》なほうです。その周りを囲む筋肉は薄くて、ほとんど皮一枚と言ってもいいほどです。

首に筋肉が少ないのには機能上の理由があり、厚い筋肉にがっしりと覆われて思うままにグルグルと動かせなければ、生きていくのに不都合や危険が生じるためです。**骨も細く、筋肉も薄い。しかも頭髪のように保護するものもなく、常に外界にさらされている場所、それが首です。**

骨も筋肉もほとんどなく、守ってくれる壁のようなものがない。なのに皮膚のすぐ下には頸動脈も走っていますし、両手を合わせて輪っかをつくったぐらいの小さなスペースに、血管、気管、食道、そして数多くの神経が集まる脊髄《せきずい》が通っている。

そう考えると、首がどれだけ弱く、しかも無防備か、おわかりいただけるのではないでしょうか？

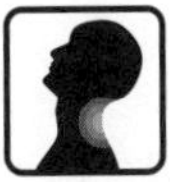

首の仕組みを知っていますか？

ここで改めて、首がどのように成り立っているかを簡単に説明しておきましょう。

首の大切さを実感していただくためには、首の構造に関する知識もある程度必要だからです。

まず首の骨格ですが、これは「頸椎《けいつい》」と呼ばれる7つの骨から成り立っていて、頭に近いほうから「第一頸椎」「第二頸椎」のように名前がつけられています。

ご存知のように、頸椎は「脊椎」という背骨の一部分です。参考までに言うと、脊椎は、「頸椎（首）」「胸椎《きょうつい》（胸）」「腰椎《ようつい》（腰）」の3つのパートから構成されています。

この頸椎をサポートしている組織が、柔性のある軟骨組織の「椎間板《ついかんばん》」や頸椎の後方にある「椎間関節」、そしてこれらを支える「靭帯《じんたい》」です。

椎間板は「繊維軟骨」と呼ばれる軟骨組織でできており、頸椎と頸椎の間にあるクッションのような役割を果たしています。これがあることで骨への衝撃を和らげ、首の骨の可動性をある程度高めてくれています。

一方の椎間関節も軟骨からできていますが、こちらは椎間板とは異なる「硝子様《しょうしよう》軟骨」でできています。軟骨組織のタイプは違うものの、その役割は椎間板同様、頸椎と頸椎とをつなぎ、首の自由でスムーズな動きを可能にすることです。

そしてもう一つ、頸椎を支えている組織が「靭帯」です。

靭帯は繊維質でできており、首の前側にある「前縦靭帯」と、首の後ろ側にある「後縦靭帯」に分かれます。

靭帯の役目は、椎間板の周りをしっかり保護し、椎間板がはみ出したり、不均一になったりしないようにカバーすることです。

この3つのパーツがしっかりタッグを組むことで頸椎は守られているわけです。

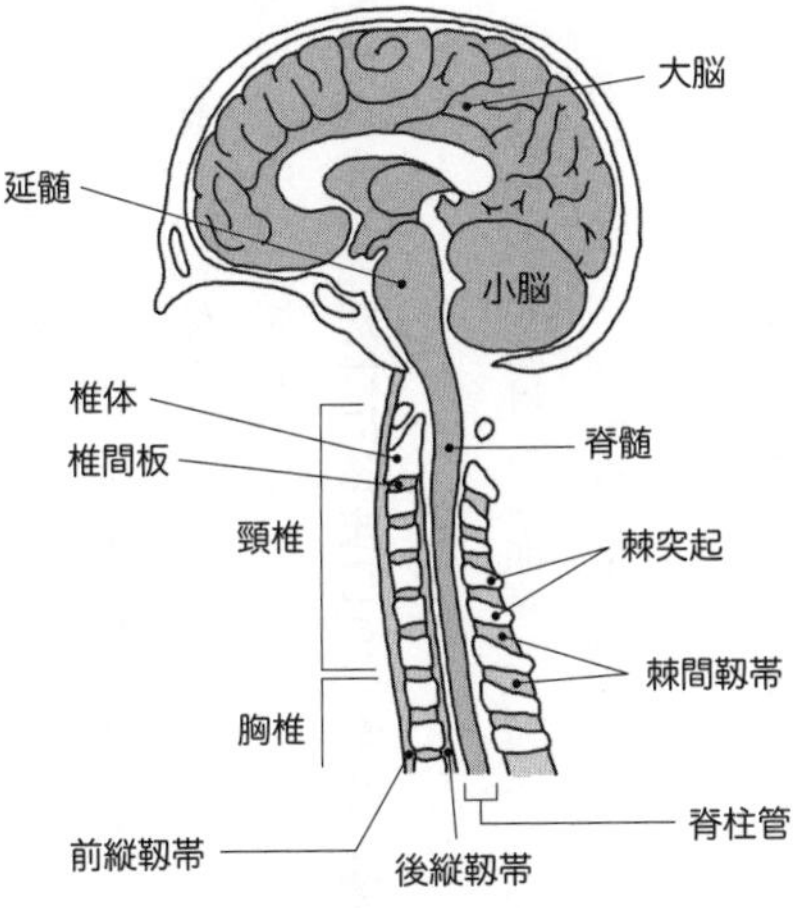
大脳
延髄
小脳
椎体
椎間板
脊髄
頸椎
棘突起
棘間靭帯
胸椎
脊柱管
前縦靭帯
後縦靭帯

靭帯や筋肉も頸椎を支えている

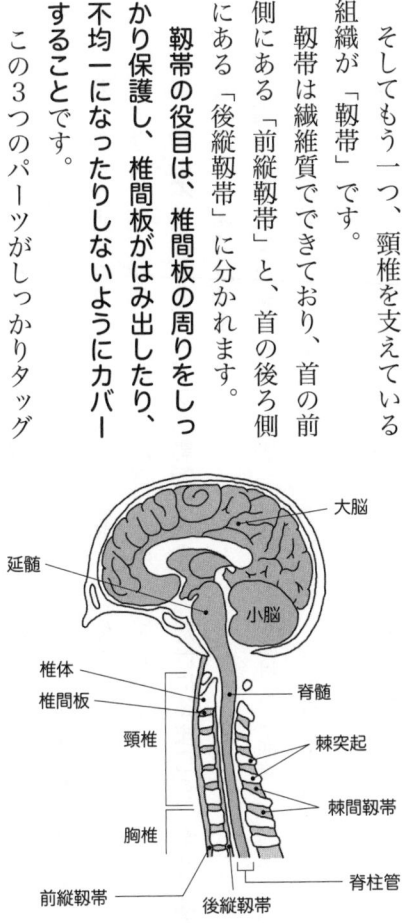

ただしその半面、どれか一つにでも不具合が生じると、首の調子は途端に悪くなってしまいます。

特に軟骨でできている椎間板や椎間関節は、組織が柔らかい分、すり減ったり、消耗したり、形が変わったりといったことが起こりやすくなります。膝の軟骨がすり減ると、膝に痛みが走ったり、スムーズに動かせない、体を支えられないなどの症状が出たりしてきますが、同じようなことが首にも出てくるのです。

さらに、**首に不具合があると、その影響は首の動作だけに留まらず、全身の機能やメンタルヘルスにまで及びます。**

神経の束である大変重要な器官「脊髄」、脳に血液を届ける「血管」、吸い込んだ空気を肺に送る「気管」、食べたものを胃に送る「食道」、交感神経と関係の深い甲状腺ホルモンを分泌する「甲状腺」もまた、首にあるからです。

なぜ「首」という1ヵ所が悪くなると、全身にまで影響が及んでしまうのか。その答えは明白です。**私たちの生命を司る大切の器官が、首という細い場所に集中している**からにほかなりません。

覚えておきたい「首がとっても大事な理由」

ドラマや映画の暴力シーンでよく見かけるように、首を締められたり、刺されたり、強く叩かれたりするとたちまち命の危機を招きます。

たとえば、頭をネクタイでどれほど締められても命を落とすことはありませんし、お尻をナイフで刺されても、まず死に至るということはありません。

背中を10回強く叩かれたところで、ひどい苦痛は覚えるものの、それによって命をなくすということは滅多にないでしょう。

でも首にやられたら、たちどころにアウトです。たった1回の攻撃、1本のネクタイで命が危険にさらされます。

無防備で脆い首は、人体にとっての最大の急所と言ってよいのです。

少し横道に逸れますが、かつて『必殺シリーズ』というテレビドラマがありました。殺しを請け負う仕事人の一人が、悪者の首の後ろに長い針を刺し込む方法で息の根を止めていましたが、これは荒唐無稽な作り話ではありません。

刺している位置は、ちょうど第一頸椎のあたり。細い針であろうが、ここを刺されて脊髄の機能が止まってしまうと、呼吸ができなくなり窒息死に至ります。しかも意識はしっかりあるまま、ゆっくり呼吸ができなくなっていきます。悪事に対する制裁とはいえ、少々悪人に同情したくなる殺され方です。

話を戻しましょう。血管、気管、食道の集まる首にトラブルがあれば、脳や心臓への血流は悪くなり、呼吸が苦しくなり、モノも食べにくくなって、健康に大きな支障が出ることは容易に想像がつきます。

また、体の不調や異常も首のところで感知ができます。喉につかえて食べ物が入っていかない、吐き気がこみ上げる、声が出ない、息が苦しいなどがあれば、体のどこかが悪いか調子がおかしくなっているとわかりますね。こうしたバロメーターのような役割も首にはあるのです。

実にデリケートで、かつ非常に大事な場所であることが理解していただけるのではないかと思います。

そして何より首が大事な理由、それは「脊髄」をはじめとする神経系の存在です。

前述しましたが、「脊髄」とは全身に張り巡らされた何億もの神経が一つに束ねられたもの。いわば頭と全身とをつなぐ、情報伝達のネットワークケーブルです。

脊髄の通り道となっているのが、頸椎の中を貫く「脊柱管」で、その太さは15〜16ミリと手指の太さ程度しかありません。この細い管の中を、人体の基幹ネットワークが走っているということになります。

もし何らかの要因で、この基幹ネットワークが損傷を受けたらどうなるでしょうか。

脳からの指令は、脊髄を通って全身の各臓

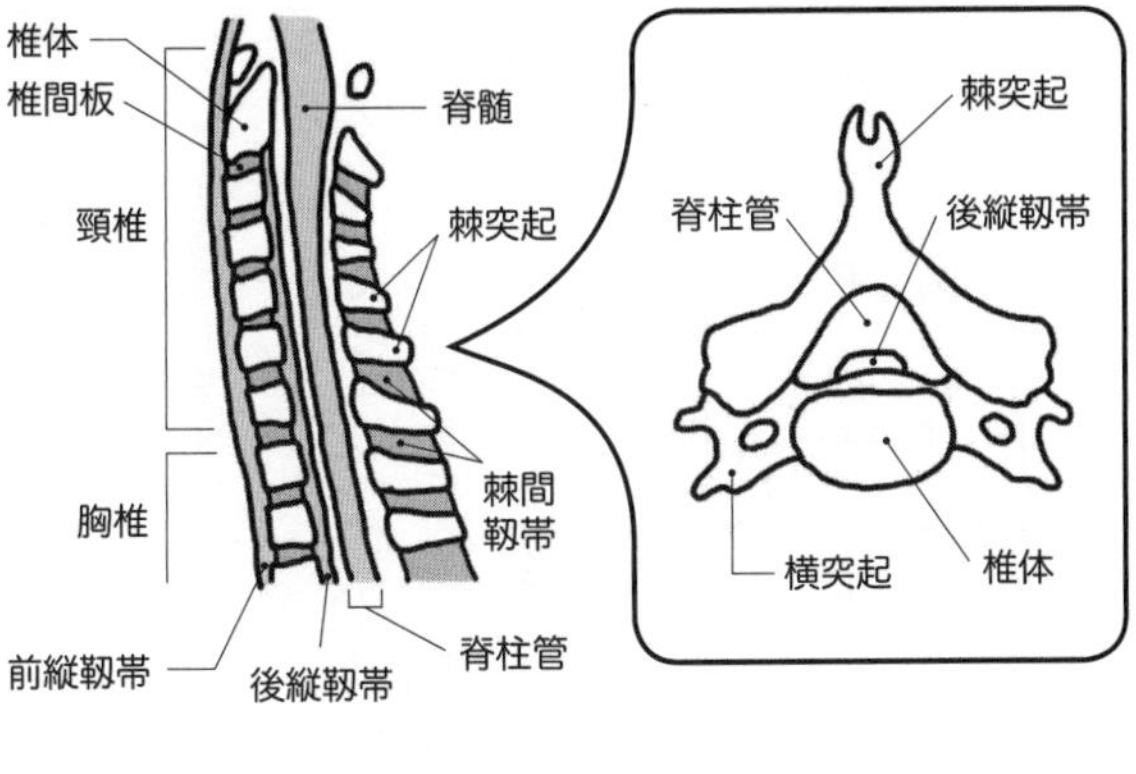

頸椎の横断面図

れています。

器・器官に伝達され、反対に体が受けた刺激や感触、痛みも脊髄を通って脳に伝えられています。

脊髄の損傷は、この情報伝達が遮断されてしまうことを意味します。

そうなると体の機能は不全となります。

手足はおろか、首から下のあらゆる筋肉が動かせなくなってしまう。体からの感覚が失われ、モノを飲み込むことも排泄《はいせつ》すらも自力では難しくなってしまう。最悪の場合は、肺や心臓などの臓器も動かなくなり、生命活動がストップしてしまう。

脊髄の損傷は、このような事態を招くことになるのです。

とはいえ、そこまでの事態はそう滅多に起こりません。首部分の神経系のトラブルとしては、むしろ「神経根」と呼ばれる場所の障害のほうが多いでしょう。

神経根は、各頸椎の左右から伸びている一対の神経の枝です。要は、脊髄から枝分かれして、手や肩、後頭部へと広がっている神経です。川に例えれば、利根川のような大きな川が脊髄で、そこから枝分かれして流れている支流が神経根と考えていただくとわかりやすいと思います。

神経根に障害が起こると、首トラブルの患者さんの多くが訴えるつらい肩こりや痛み、手のしびれ、後頭部の頭痛といった症状につながります。すなわち**首からくる神経系の不調は、ほとんどが神経根の障害**と言えます。

ここに問題があっても、脊髄の障害のような重篤な状態がすぐに引き起こされるわけではありません。しかし、だからと言って我慢や放置は禁物です。

支流の流れが滞れば、必ずいつかは本流にも悪影響があります。神経根に起こった問題を放置しておくと、いずれは脊髄にまで障害が及びます。ですから神経根のトラブルの段階で対処しておく必要があるのです。

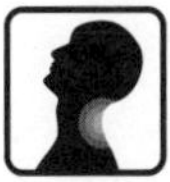

首の不調が命の危険につながることも!?

医師としては、あまり「死」という言葉を使いたくはないのですが、こと首へのダメージに関しては、そう言っていられないこともあります。

実際に、オートバイや車の事故、ラグビーやプロレスなどのスポーツ、階段からの激しい転落などで〝首の骨〟を折り、亡くなる方もいるからです。

突発的な強い衝撃を受けて頸椎が脱臼し、即死に至る。これは脊髄の「損傷」ではなく、脊髄が「離断」したケースです。すなわち脊髄が一瞬にして切れてしまい、生きるためのすべての機能が停止してしまった状態です。首に起こる障害の中でも最悪のケースと言っていいでしょう。

不調や故障がなく100パーセント健康であったとしても、このような**突然のアクシデントで最悪の結果に至る可能性があるのが「首」という場所**なのです。

ただし、突発的に即死に至るような場面は確率的にはあまり高くはありません。

それよりも気をつけなくてはならないのが、すでに首に故障が起こっていて、それがちょっとしたアクシデントにより深刻な事態につながってしまうケースです。

首が健康であっても、不慮の事故などで致命的なダメージを受ければ、一発で命の危機にさらされてしまいます。さらに、すでに首に何らかのトラブルがあった場合は、小さなことでそのリスクが増してしまうことになるのです。

たとえば2009年、プロレスラーの三沢光晴選手が試合中の事故で亡くなりました。相手選手のかけたバックドロップによって頭部を打ち、それによって頸椎がずれて脊髄が離断してしまったことが直接の死因でした。

その場で意識不明、心肺停止となった三沢選手は、すぐに病院に搬送されたものの、46歳の若さで帰らぬ人となってしまいました。

その引き金はバックドロップによる首への衝撃でしたが、亡くなる前の数年間、三沢選手は頸椎が変性し、骨棘ができて肩や首の慢性的な痛みに悩まされていたといいます。下を向くのも困難なぐらいの痛みだったということですから、選手生活の中で首が酷使され続け、いろいろなトラブルが起きていたのでしょう。

すでに弱っていたところに強い衝撃を受け、それに首が耐えられなかったことが悲劇につながったと考えられます。

脊髄は、一度損傷すると元には戻りません。それまでに脊椎が傷つけられていた場合、たった一度の少しの衝撃に持ちこたえられないこともあります。その結果、体の部分的な麻痺や四肢の麻痺を起こしたり、場合によっては三沢選手のように命を落としたりするようなこともあり得るのです。

特に、生命維持に不可欠な呼吸・循環機能を司る「延髄《えんずい》」に近い、1〜4番の頸椎がダメージを受けると、死に至る可能性が高くなります。

たとえば、第四頸椎の神経根は、呼吸と深く関係している横隔膜とつながっています。肺がふくらんだり縮んだりして呼吸活動ができるのも、脳からの指令で横隔膜という筋肉が収縮し、肺を動かしているからです。

ですから、もし第四頸椎に大きな損傷が起これば、横隔膜への脳からの指令が途絶え、動きが止まって「呼吸停止↓即死」となってしまいやすくなります。

首への衝撃は、いつ、どのように起こるかわかりません。脅かすわけではありませんが、趣味程度のテニスや草野球、ゴルフなどのスポーツで捻っても、自転車に乗っていて落車しても、あるいは階段を踏み外したり、つまずいて転倒したりといったことでも起こり得るのです。

そのようなとき、日頃から首に故障があったりすると、小さな衝撃が取り返しのつかない結果につながる可能性もあります。ですから、首の不調は決して放っておいてはいけないのです。

「首こり」から精神的不調にもなる！

首の不調は、身体機能ばかりでなく、精神面にもよくない影響を及ぼすことがあります。なぜなら、脊髄には自律神経も走っているからです。

筋肉を動かしたりしている体性神経は、自分の意思で自在にコントロール可能です。しかし、自律神経は意思でコントロールできません。心臓の動き、血圧、食べ物の消化、体温の調節といった生命維持に必要な機能を調整している神経であるためです。

この自律神経に不具合が生じると、肩や背中のこり、頭痛、めまい、ほてり、微熱、耳鳴り、動悸《どうき》、吐き気、便秘や下痢、食欲不振、全身倦怠など、多岐にわたる症状が引き起こされます。

皆さんも耳にしたことがあるかと思いますが、これらは総称して「自律神経失調症」と呼ばれています。

自律神経失調症は、身体的症状のみならず、イライラ、不安感、無気力、気分の落ち込み、激しい感情の起伏、集中力の低下、記憶力の低下といったメンタル的な面にも現れます。

こうした心身の不調が長く続けば、精神状態も不安定になっていきやすくなります。やがて抑うつ的になって、そこから本格的な「うつ」につながっていくことも十分あるのです。

うつは一般的に脳が関係しているとされていますが、その発症に、長時間にわたる首の酷使が関わっているケースもあるということです。

なかでも何時間もパソコンやゲームをやり続け、同じ姿勢を取り続けている状態が長く続くような状況は、首に多大なダメージを与えます。それによって頸椎から自律神経の不調が起こり、「自律神経失調症↓うつ」という経過を生じさせかねません。

通常、自律神経失調症やうつはストレス性疾患として扱われることが多く、神経内科や心療内科、精神科などにかかることが多いと思います。

そこで薬を処方されて服用するというのが治療の主流ですが、**もし薬をいくら飲んでも症状が改善されないという場合は、首に問題があることも考えられます。**

うつが重症化すると、日常生活にも大きな影響を与え、ときに突発的に自らの命を絶つといった行動を取ってしまう場合もあります。

そこまでいかなくとも、自律神経からくる身体的な不調がいつまでもよくならず、心がずっと重たいままという状態はたいへんつらいものです。薬を飲んでもよくならないといった状況が続いているようであれば、状態が重症化する前に一度、首の故障を疑って、整形外科で診てもらうとよいでしょう。

また、首からのメンタル的な不調を予防するという面から、くれぐれもパソコ

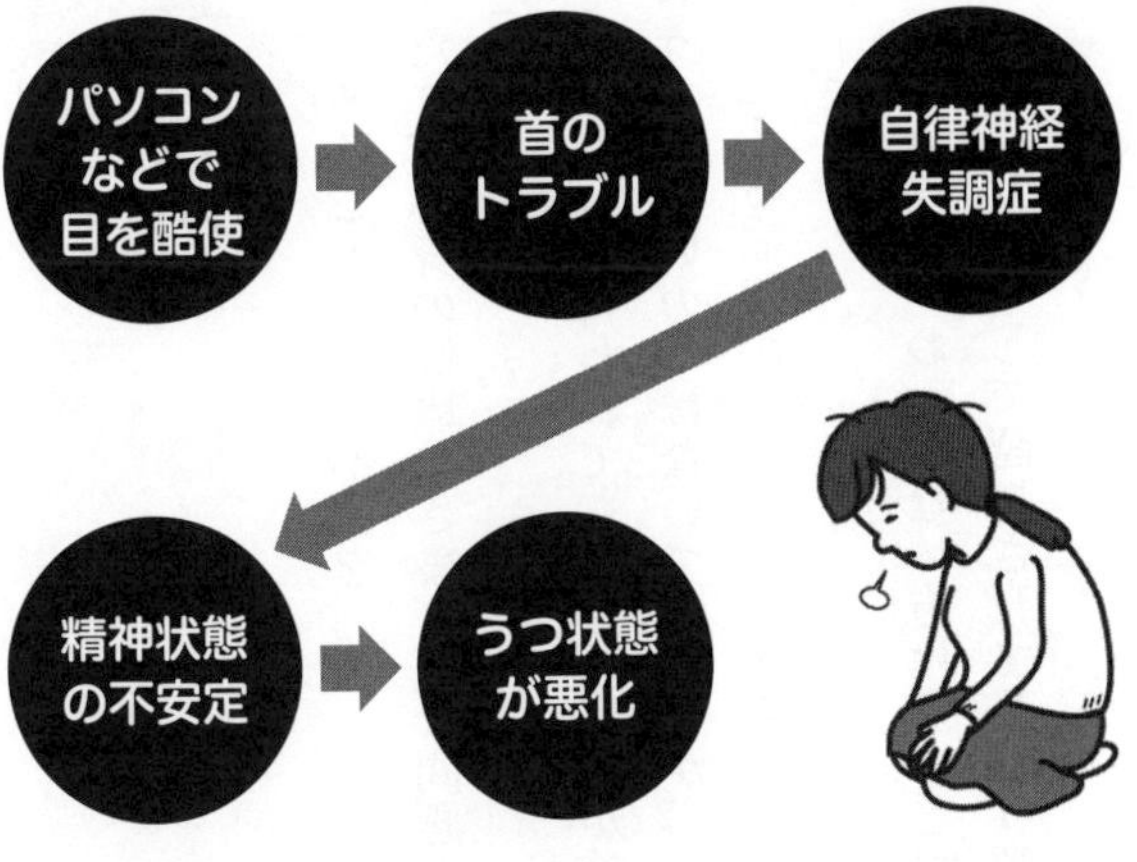

首のトラブルがうつにつながることもある

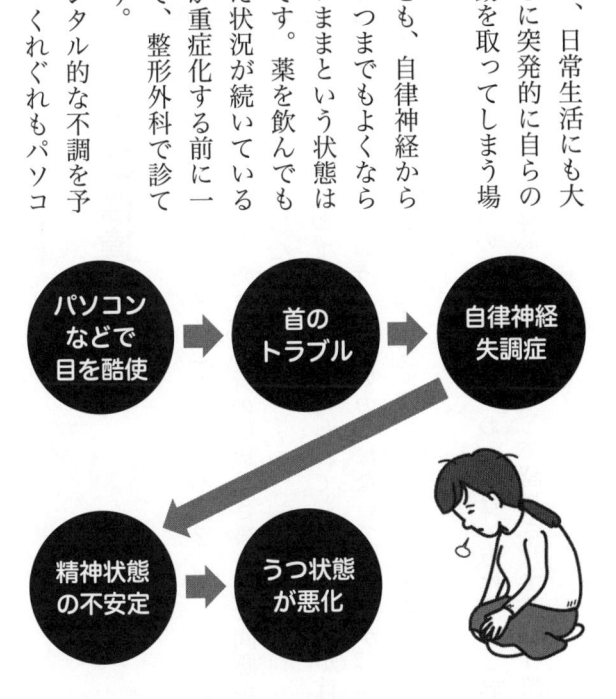

ンやゲームを長時間やり続けないことは重要です。

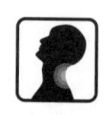

「肩こり」と「首こり」は違うもの

ここまで、首は体の中でも特に重要な部分であること、首の不調を〝単なる不調〟として軽視してしまうと、ときに命に関わったり、心身の健康にさまざまな問題が生じてしまうということをお伝えしてきました。

けれども、首の不調を軽視しない、放っておかないと言われても、どの症状が首のトラブルから生じているのかわからないという方も多いのではないでしょうか。

クリニックに来られる患者さんも、「自分の抱える症状が、よもや首からきているとは思いもしなかった」とおっしゃる方が大半です。

たとえば「肩こり」と「首こり」。これの何が違うのかわからない方は多いと思います。そもそも首から肩にかけてのこりは、「肩こり」として認識されてしまう傾向があります。

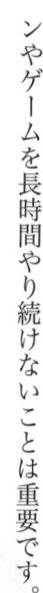

首のあたりがこっているとの自覚がある方も、「これは肩こりからきている」と考えがちですし、「肩の筋肉が張っているのと同じように、首の筋肉が張ってこりになっている」と考える人も結構います。

要は、肩こりも首こりも同じようなものと考えられてしまいがちなのです。

もちろん、「こる」という症状が、筋肉からきているケースは少なくありません。

たとえば、徹夜で仕事をする、同じ姿勢で数時間パソコンやゲームをやる、夢中になって読書をする、同じ姿勢で何かの作業を続ける、思いついて運動をするなどしたときに、ひどい肩こりを感じることがあります。

これは筋肉を偏って使っていたり、左右の筋肉のバランスが崩れていたり、同じ筋肉を長時間使い続けたり、無理な仕事やスポーツをしたりといったことが筋肉の緊張や疲労につながって、肩から首にかけてこりを生じさせたためです。

このような筋肉性のこりは、筋肉の緊張によって血管が収縮し、血行が悪くなって、乳酸などの疲労物質が蓄積されることが主な原因です。したがって、入浴や睡眠で血行をよくし、休養をちゃんと取ることで症状は緩和されます。

休んでよくなるようなら、筋肉の緊張からくる「肩こり」と考えて差し支えはありません。

ところが、首の問題から「こり」が生じている場合は、何をやっても症状がよくならず、しつこいこりに悩まされます。**休んでも取れない「しつこい肩こり」は、「首こり」からきていると考えたほうがよい**のです。

「首こり」の場合、その主たる原因は、頸椎の変形で神経根が圧迫されたり、刺激されたりすることです。それによって「肩こり」を引き起こしているということですから、筋肉の緊張や疲労とは根本的に原因が異なります。

「肩こり」が「首こり」からきているとわからなければ、「マッサージや整体で筋肉をほぐしてもらえばラクになる」と考えて、首に力をかけてしまい、かえって症状を悪化させることにもなりかねません。

ですから、休息をとっても、何をしても「こり」がよくならないときは、「肩こり」というより「首こり」を疑ってください。

さらに、肩こりと首こりの大きな違いをお伝えしておきましょう。

それは神経症状があるかないかです。具体的には、後頭部にかけての頭痛、手のしびれや冷え、痛みといった症状です。

慢性的な「こり」に加え、少しでもこのような症状が出ていたら、筋肉の疲れからくる肩こりと決めつけてしまわず、首の問題からきている「首こり」と考えて、早急に首を守る生活へとシフトしていただきたいと思います。

20代から首の老化は始まっている

生き物である以上、私たちの体は加齢によって老化していきます。これは自然の摂理ですから避けられないことです。中年と呼ばれる時期にさしかかれば、大半の人は多かれ少なかれ体の衰えを実感せざるを得ないでしょう。

人体の一部である首も、当然のことながら老化します。

ただし、**首の場合はかなり早い年代から老化が始まります。**

「体の老化なんて、まだまだ先の話」と考えている世代の方にはショックかもしれませんが、30代どころか20代ですでに首は老化し始めているのです。

「そんなバカな」と思われるかもしれませんが、特に問題がなく、健康な首であっても、椎間板や椎間関節の摩耗・消耗は20代から始まります。

近年、若い世代に首のヘルニアが増えているという話を思い出してください。首のヘルニアは頸椎の椎間板の故障で起こります。20代・30代のヘルニア患者さんの増加は、摩耗・消耗という老化が始まり出した頃に、首によくない生活習慣が輪をかけて消耗を加速させたため、と考えていただいていいのです。

そもそも、**首の不調である「首こり」自体が老化の現れ**です。

首の老化とは、首の筋肉が衰え、頭を支えるサポート力が弱くなることです。それによって首が安定せず、負荷が増えてトラブルが出てきた状態が「首こり」ですから、「首こり」も老化の一因なのです。

首の衰えが始まり出す年代から、首を酷使するような生活習慣が積み重なっていけば、早々に首に故障が起きても不思議ではありません。

足腰の筋肉の衰えはトレーニングなどで鍛えて回復させることができますが、首の筋肉だけは残念ながら鍛えることがかなり難しいのです。減ってしまった椎間板組織を元のように増やすということも残念ながらできません。

ですから首の健康を保つ、故障を起こさないためには、**必要以上に首に負担をかけないようにして、老化を少しでも遅らせることが大切**なのです。そのための方法やポイントについては第3章と第4章で触れていきますが、まずは首をいたわる意識をもつところから始めましょう。

「自分はまだ若いし健康だから大丈夫」は、こと首に関しては当てはまらないということを知ってください。

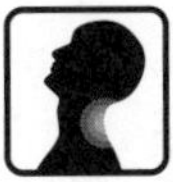

こんな人は特に首の健康に気をつけよう

また、首の故障は、起こりやすい人と比較的起こりにくい人がいます。その違いは主に体格的なもの、職業的なものに関係します。

体格的なことから言えば、整形外科医として**首の健康に気をつけてもらいたいのが、**

「首が太くて短い人」です。

頭というのは私たちが考える以上に重さがあります。個人差はありますが、その重さは体重の約10パーセント、だいたい5〜8キロとも言われています。頭蓋骨の重さまで含めると、人によっては10キロ前後にまでなるとされています。

お米5キロでさえ持ってみると結構な重さですし、10キロともなればその倍。相当な重さです。その重い頭を私たちは365日、首だけで支えているわけです。

そう考えると、「頭を支える首は、太くて短いほうが安定してよいのではないか？」と思うかもしれません。ところが首については、細くて長いほうが故障が少ないのです。

その理由は、テコの原理と似ています。棒を使って大きな石を動かそうとしたとき、短い棒を使うよりも、長い棒を使うほうが、小さな労力で石を動かすことができるというのがテコの原理です。

私たちの頭も、首という〝棒〟が始終動かしています。重い頭が動くとき、長い首であれば動かすときの力が分散され、首にかかる負担も小さく済みます。反対に首が短いと、かかる力が大きくなって首への負担も大きくなり、故障の可能性もその分高くなるのです。

また、首への負担が大きくなるという意味では、**頭の大きい人も、そうでない人と比べてリスクがあります**。それだけ頭の重さが増すためです。

体格的なものはもって生まれた特徴ですから、努力で変えられるものではありません。それだけに「自分の首は短いようだ」「人より頭が大きめだ」と感じた方は、日頃から特に首の健康を意識していただきたいと思います。

もう一つの職業的な原因としては、**下**

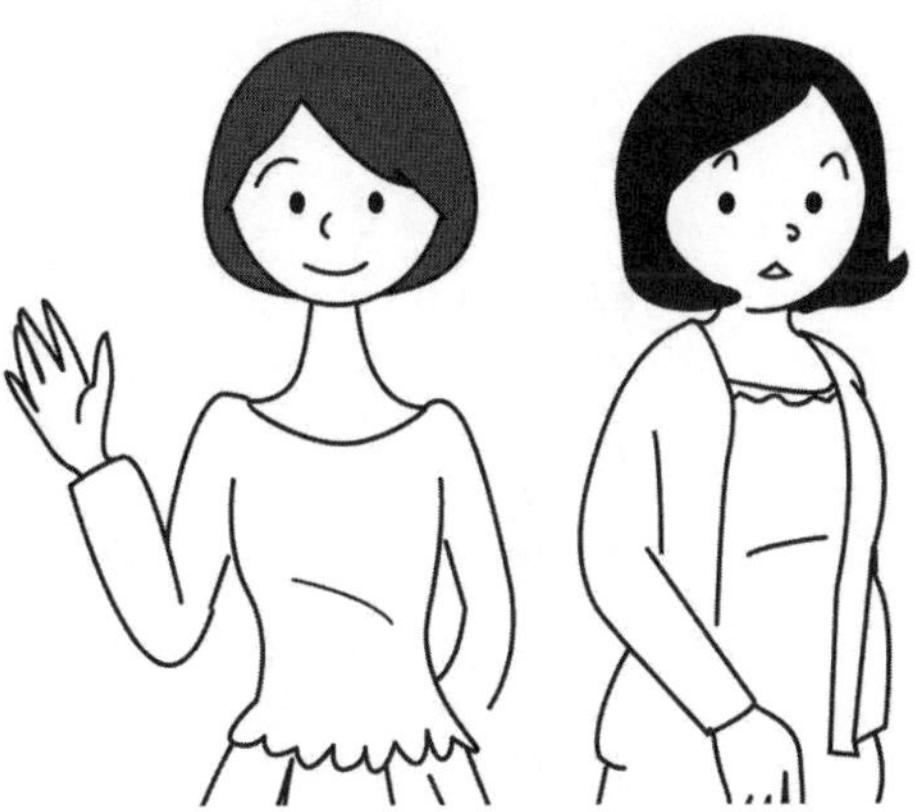

首が細くて長い人のほうが首のトラブルは少ない！

を向いてやる作業、首を前に曲げる姿勢が長い作業、首を前後に頻繁に動かす作業、これらが顕著な仕事ほど、首に負担がかかりやすいということです。

例を挙げると、農業、板金・塗装業、自動車修理業、清掃業、事務の仕事、ＩＴ関係の仕事などがあります。

もちろん、その仕事で生活の糧を得ている以上、「首に悪いから仕事をやめなさい」と言われても、そういうわけにはいかないでしょう。ですからせめて、長時間同じ姿勢を取り続けないということだけは心がけてください。

２時間仕事をしたら、違う体勢でほかの作業をやる。あるいは休憩して姿勢を伸ばす。こうしたことを取り入れるだけでも、首への負担が軽減されます。首の健康を守るためにも実践してほしいと思います。

コラム

首の痛みや不調は何科に診せればいいの？

首に問題があるときにかかる診療科として、まず挙げられるのが整形外科です。そしてもう一つ、脳神経外科もあります。

整形外科は主に、骨や関節、靱帯、筋肉、脊髄・神経といった運動機能に関わる器官、それらと関係する疾患や障害を扱います。首の痛みや不調も、頸椎という骨、脊髄や神経と関係していることが多いですし、必要であれば手術もできることから、最初に受診するなら整形外科ということになるでしょう。

脳神経外科を挙げているのは、首という細くて狭い場所に神経や血管が密集しているためです。また脊髄という繊細な組織もあり、手術といったことまで含めて、治療には神経系の高度な専門性が必要とされるためです。

首の状態によっては、整形外科の診療範囲ではまかないきれないケースがあり、脳神経外科のほうが適している場合があります。

ただ、どちらかといえば、望ましいのは首という器官を総合的に診察・治療できる整形外科と言えます。なかでも首の病気や治療に精通している整形外科であれば言うことはありません。

そのような整形外科は、残念ながらまだ数が少ないのですが、ホームページを確認したり、インターネットの情報・口コミなどを参考にしたりして探してみてください。

整形外科にしろ、脳神経外科にしろ、レントゲンやMRIなどで首の状態を精密に検査し、的確な診断を下してくれるところを探しましょう。

加えて頸椎や首の治療に熱心に取り組んでいる医師、首を専門としている医師がいる医療機関であれば、ひとまず安心です。

第2章

こんな症状は「首の故障」を疑いなさい！

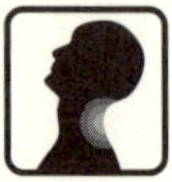

首を悪くした患者さんたちの「実例」

この章では、首こりから始まる「首のトラブル」で、どのような症状が出てくるのかについて、もう少し詳しくお伝えしていきましょう。

首からのメッセージは、さまざまなかたちで送られてきます。そのメッセージを見逃さないことが、大事な場所である首の健康を守る基本となるのです。

具体的な話に入る前に、まずは患者さんたちがどのような症状を訴えて私の元にやって来るのか、いくつかご紹介していきましょう。

■ケース① 首と右肩甲骨の違和感から、やがて痛みへ Hさん(26歳・男性)

Hさんは入社してから総務の仕事をしており、毎日パソコンを使っての事務作業が続いていました。

11月の初めにクリニックに来院されたのですが、「ある朝、起きたときに首から右の肩甲骨のあたりに違和感があった。その後2〜3日様子を見ていたのだが症状は改善せず、むしろ少しずつ痛みやしびれが出てきた」と言います。

さらに状況を尋ねると、症状がなかなかよくならないため、自宅近くの接骨院にかかり、首のマッサージを2〜3回やってもらったとのことでした。

マッサージをしてもらった当初は少し痛みやしびれが改善され、「やれやれ」と思ったのですが、3回目のマッサージの後で、首から肩にかけての痛みが非常に強くなり、夜も眠れないほどだったそうです。そこで朝一番の受診で、私のところにやって来られたのでした。

Hさんは既往症も合併症も持病も特になく、その点では至って健康体。しかしレントゲンを撮影すると、頸椎の椎間板の狭少がハッキリと見られました。また、手のしびれや筋力低下といった神経学的な問題も見られます。

そこで「頸椎椎間板ヘルニア」と考え、MRI検査を行いました。すると2ヵ所にヘルニアが認められたのです。

早速、「生活動作・姿勢の指導」「リハビリの実施」「薬剤による治療」の3つをポイントに治療を開始。その結果、1週間ほどで痛みやしびれといった症状は取れていきました。

ただ、事務作業中心の仕事であることから、書類を書いたり、パソコンを使ったりということは避けられません。再発の可能性があり、それに備えて頸椎装具を作製して、パソコン操作中につけるように指導を行いました。

そうした治療により、Hさんは来院3ヵ月でほとんどの症状が消失しました。

■ケース② 首こり、疲れ、頭痛、めまいで毎日がつらい Yさん(14歳・女性)

Yさんは、中学生になってから、いろいろな不調に悩まされ始めました。

10代とまだ若く、特別な病気や合併症もないのですが、首こりと疲れがとれず、頭痛やめまいがするようになり、つらくていろいろな病院を回り、いろいろな診療科で診てもらったそうです。

かかったのは脳外科、内科、耳鼻科など。そこで検査を受けたものの、いずれも「異常なし」との結果だったそうです。しかし、つらい症状は一向に取れず、お母さんと一緒に私のクリニックにやって来たのでした。

レントゲン撮影では、頸椎が著しく後弯《こうわん》していました。

通常、背骨は全体的にS字カーブを描いており、背骨の上部にあたる頸椎は、Sの字の上の部分のように軽く前に向かってカーブしているのが正常です。要は「C」の字のようになっているわけです。ところがYさんの頸椎は、「逆Cの字」のような形状になっていたのです。

生活の様子を聞いてみると、小学生の頃からゲームが好きでよくやっていたと言います。さらに中学に入ってからパソコンも使うようになって、パソコン＋ゲームで長時間ディスプレイを見続けることが増えたそうです。

頸椎後弯の状態からも、生活状況からも、いわゆる「パソコン病」であると考え、Yさんには生活での姿勢の指導を重点的にしつつ、リハビリと薬剤での基本的な治療を行いました。

また年齢が若いこともあり、軽いスポーツや縄跳び、腕立て伏せといったエクササイズを一日合計30分行うように勧めました。

約3ヵ月後の再受診時には、頸椎の後弯はやや改善。ストレートネックの状態にまで戻っており、少し症状は残っているものの、首こりや頭痛は緩和されていました。

■ケース③　若い頃からの肩こりが悪化、頭痛もひどくなる　Mさん（49歳・女性）

Mさんは、会社勤めを数年経験してから結婚し、その後はずっと家事と育児に専念してきました。

30代に入ってから肩こりがひどくなり、鍼灸やマッサージに通い続けているということです。受けると状態はラクになるものの、すぐにまた肩がつらくなり、マッサージ通いがやめられないと言います。

さらに、スーパーでレジ打ちのパートを始めてから肩こりがどんどんひどくなり、とうとう鍼灸やマッサージでも症状が改善されなくなりました。加えてひどい頭痛とふらつきが起こるようになり、たまらなくなって当院を受診したのです。聞くと、手先の感覚も鈍くなってきているようです。

レントゲンを撮ると、頸椎が変形し、とげ状の骨の突起、すなわち「骨棘《こつきょく》」が出てきていました。診断は「変形性頸椎症（神経根症）」。骨棘が神経を圧迫して、つらい症状につながっていたのです。

また閉経による骨粗しょう症も見られました。そこでMさんには、「生活動作・姿勢の指導」「リハビリ」「薬剤による治療」を行うと同時に、骨粗しょう症の進行をゆるやかにするための食事面での栄養指導も行いました。

以上のケースは、首そのものに故障が生じ、つらい症状となって現れた方たちの事例です。

しかし、首の不調や症状には、実は別の原因から引き起こされているものもあります。次にご紹介する2つは、そのような事例です。

■ケース④　突然の激しい首の痛みで夜も眠れず　Sさん(62歳・男性)

Sさんの訴えは、「激しい首の痛みが突然起こって、夜の間じゅう、一睡もできなかった」というものでした。

会社を定年後はボランティア活動を続けていると言い、10年前に大腸がんを患って手術した経験があります。また合併症で高血圧・糖尿病があり、内科で治療を受けているとのことでした。

レントゲン撮影をすると、頸椎に明らかな異常があります。具体的には2ヵ所の骨に骨硬化が著明に見られたのです。兆候としては前立腺がんの転移が考えられました。

そこですぐにCTスキャンを撮りました。放射線科の診断も、私の見立てと同じく前立腺がんからの転移の疑いありというもの。放射線治療などが受けられるようにSさんを泌尿器科に紹介し、治療によって首の痛みは軽減されていきました。

■ケース⑤　がんこな肩こりが1ヵ月以上続く　Kさん(63歳・男性)

Kさんは、60代を過ぎても専門職として仕事を続けておられました。私の元に来られたのは、「がんこな肩こりが1ヵ月以上も続いていて痛みもあり、仕事をするのもつらい」という理由からでした。

10年前の53歳のときに長年の喫煙習慣をやめ、以来禁煙を守ってきたとのことです。しかし、あまりに肩こりがひどいため、狭心症を疑って、当院に来る前に内科を受診し、精密検査を受けたそうです。検査の結果、心臓には異常は認められなかったとのこと。

合併症として高血圧がありましたが、それも比較的軽症でした。

見たところ、健康にはそれほど問題がないように映ったKさんでしたが、レントゲンを撮ってみたところ、頸椎から胸椎への移行部に骨の融解が見られたのです。

よく話を聞いてみると、咳や痰が時々あると言います。呼吸器内科の受診の有無を聞いてみたら「ない」との返事。内科では心臓しか診てもらわず、呼吸器の症状に関してはは気がついてもらえなかったようです。

しかし、骨の融解が見られ、咳や痰もあることから、肺に何かしらの問題があると疑われました。そこで肺のCTを依頼し、同時にKさんを呼吸器内科に紹介したのです。

診断は、肺の頂上（肺尖部《はいせんぶ》）にできるパンコースト腫瘍、すなわち肺がんでした。しかも残念ながら、すでに末期の状態で、Kさんは半年後に帰らぬ人となってしまったのです。

狭心症を疑ってかかった内科で呼吸器症状の異常に気づいていたら、あるいは担当した医師が肺まで疑いを広げて診察していたら、もしかするとこれほど早く不幸な結果にはならなかったかもしれません。そう思うと今でも悔やまれます。

SさんやKさんのように、**首の痛みの中には、ごくまれにがん（悪性腫瘍）による痛みが隠れていることもあります**。がんによる痛みは、痛みの症状が非常に強いという特徴があります。

割合としては目立つほどの多さではありませんが、安静にしていてもひどい痛みが続き、それが強くなり続けるようなことがあったら、ぜひとも注意していただきたいと思います。眠れないほどの強い痛みがあるときは、首以外の重篤な病気の可能性があることも覚えておいてほしい点です。

いずれにしても「痛み」があるというのは、健康上、何かしらどこかに問題があるという体からの警告のメッセージです。

首の痛みもそうです。特に、首そのものに故障が起こると、広い範囲に痛みを覚えることがあります。痛みに加えて、しびれもあるようだと首こりはかなり進んでいると考えられます。

そうなる前に、首からの大事なメッセージを見落とさないようにしましょう。

首からの故障サインには3つの段階がある

大きな交通事故や転倒事故に遭ったような場合を除き、首がいきなり壊れることはありません。たとえ本人が「首が原因」と気づいていなくても、首こりが起これば必ず自覚症状というかたちでサインが出ています。

また、そのサインは重症化していく過程で変わっていきます。順序や段階を経て、徐々に壊れていくのが首のトラブルなのです。

したがって初期の段階で首こりに気づくことが、重症化を防ぐ一番のポイントとなります。何事もそうですが、早い段階で予防策を講じれば、首の故障による最悪の状態は避けられます。

大抵の場合、首にトラブルが生じ始めると3つの段階を経て悪化していきますので、第1段階あるいは少なくとも第2段階のうちに、首を健康な状態に戻すための対策を取ることが何と言っても重要です。

3つの段階とは具体的に、**「肩こり」**→**「頭痛・めまい」**→**「しびれ」**です。

第1段階のサインである「肩こり」、第2段階のサインである「頭痛・めまい」が自覚症状として出ていたら、ぜひ「そのうち治る」などと軽く考えず、首を守るための対策を取ってください。

ここで何もしないでいると、第3段階の「しびれ」につながっていきやすくなります。手のしびれやビリビリ感、手に力が入りにくいなどの症状は、首の状態からすると赤信号が点滅し始めた状態です。

　それさえも放置すると、指や腕、足などの体の一部に麻痺が起こり、最悪の場合、「四《し》肢《し》痙《けい》性《せい》麻《ま》痺《ひ》」という全身麻痺に至ることもあります。

　四肢の恒常的なしびれや麻痺、強い痛み、全身の筋力低下、手作業や歩行の困難といった状態となり、ひどくなると寝たきりや車椅子の生活を余儀なくされます。

　尿意や便意を感じることもできなくなり、自力での排泄も不可能となるため、膀胱や直腸の障害を起こして合併症などで亡くな

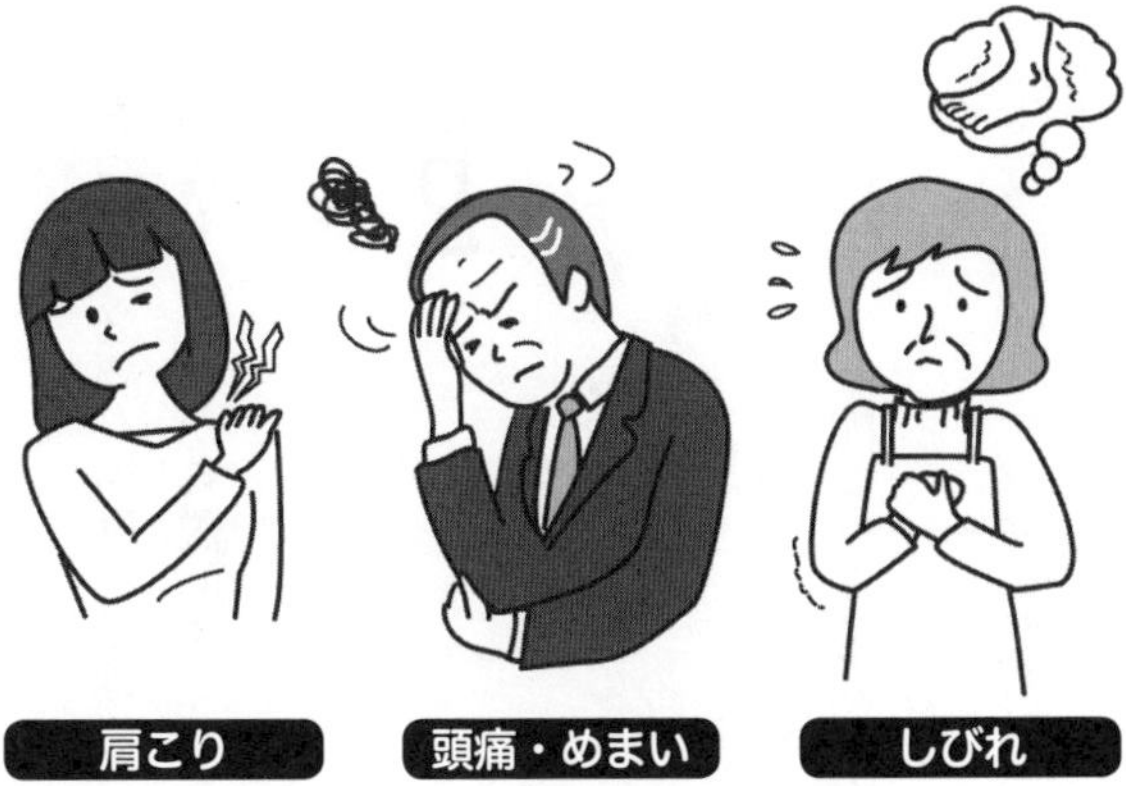

放っておくと大病！　首が原因の症状

ることもなくはないのです。

そんな重い症状に至ってしまう前に、生活に気をつけ、必要な治療を受けるなどして、早い段階で手を打つことが大切です。そのためにも、これから説明するような首からのサインに注意しましょう。

最初のサインは「しつこい肩こり」

第1段階のサインとして出てくるのが「肩こり」ですが、首からくるものは、どんなことをしても取れない「しつこい肩こり」であることが特徴です。

第1章で、首こりと肩こりは違い、筋肉の疲労から生じる肩こりは休めば治る。また筋肉性のものであれば、こりがひどくても首の故障はまず心配しなくて大丈夫と述べました。

それに対して、休息を取っても症状がよくならない、湿布やマッサージも効かないなど、肩こりがしつこく続くようなときは首が原因と考えられます。

首からくる肩こりは、多くの場合、頸椎に骨棘ができることに起因しています。

骨棘は、仕事やスポーツや趣味などによる首の酷使や加齢によって椎間板や椎間関節がすり減り、頸椎を支える力が弱まって不安定になることでできやすくなります。首のぐらつきを止めるために、椎間板の周囲の骨がトゲのように変性していくのです。

そして、この骨棘が、肩の動きを司る「肩甲上神経」を圧迫するために肩こりが起きます。

これが首からくる肩こりのメカニズムで、「肩甲上神経」は頸椎から肩甲骨へ

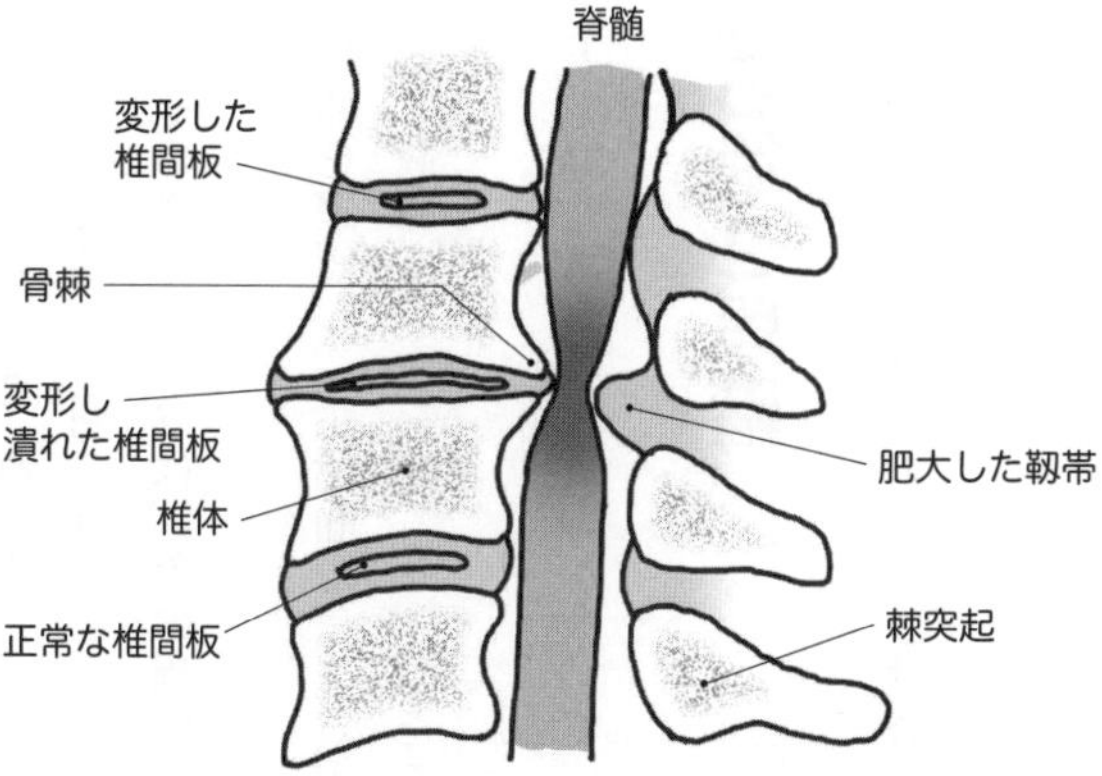

脊髄
変形した
椎間板
骨棘
変形し
潰れた椎間板
椎体
正常な椎間板
肥大した靭帯
棘突起

加齢とともに頸椎に骨棘ができやすい

とつながっていることから、肩だけではなく肩甲骨のあたりまで症状が広がることもあります。休んでも、こり解消に努めても、しつこくてひどい肩こりがある。肩だけでなく肩甲骨のあたりもつらく、背中痛がある。そのようなときは、首の異常の第一段階と考えましょう。

この段階で整形外科を受診するなりして首の状態を確認し、生活面で首に負担をかけない姿勢を心がける、けん引や薬剤の処方などで適切に治療をするといったことを行えば、それ以上の悪化を防ぐことも可能です。

くれぐれも「肩こりぐらい誰もがなる」などと、軽く考えないことが大切です。

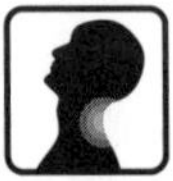

「頭痛」と「めまい」があったら第2段階

肩こりを放置していると、やがて首は次のサインを出し始めます。第2段階のサインとして現れてくるのが「頭痛」や「めまい」です。

ひと口に「頭痛」と言っても、その種類はいろいろです。

頭の半分が痛くなる「偏頭痛」、ズキンズキンという拍動性の痛み、締めつけられるような痛み、それから鈍痛《どんつう》などです。

このうち**首の故障から起こる頭痛は、ほとんどが鈍痛**です。

ズキンズキンという拍動を伴う頭痛、頭を締めつけられるような頭痛は、首ではなく、頭の中で何かの病気や異常が起きている可能性があるので、頭痛外来や脳外科、神経内科などに早めにかかってください。

また、朝起きたときに頭痛がするかどうかも、頭の中か首か、原因がどちらかを見極める目安となります。頭の中の異常で頭痛が起こっている場合は、安静時も痛んでいることが多いからです。

睡眠というのは安静状態の最たるものですから、朝起きぬけにも頭痛があるようなら、安静中も頭痛があったということになります。首による頭痛では、安静時も続くようなことはまずありません。

首からきている頭痛は、後頭部の鈍痛というかたちで現れやすくなります。後頭部のあたりに鈍い痛みがある、頭重があるときは首の故障から頭痛が起こっていると考えられますし、併せてめまいや眼精疲労もあるようなら、ほぼ首の故障によるものと考えてよいと思います。

首が原因で頭痛が起こるのには、大きく「①椎骨動脈《ついこつどうみゃく》の血流の悪化」と「②大後《だいこう》頭《とう》神経の圧迫・締めつけ」の2つの理由があります。それぞれ簡単に説明しておきましょう。

①椎骨動脈の血流の悪化

首には脳に血流を送る動脈が2本通っています。一つは頸椎の外側を通る「頸動脈」で、もう一つが頸椎の中の小さな孔の部分を通って、脳底部に血液を送る「椎骨動脈」です。

椎骨動脈は非常に細く、鉛筆の芯ほどしかありません。また椎骨動脈が通る孔も大変に小さいものです。それゆえ首に問題が起きると、その影響で血流がすぐに悪くなってしまいやすいのです。

血流が悪くなると脳への血流も滞ることになり、それが頭痛を引き起こします。同時に、めまいやふらつき、体の不安定感なども伴います。

また、首を曲げる、ねじるといった何気ない日常動作でも椎骨動脈の血流は悪化します。長時間下を向いて何かをする、首をねじった格好でテレビを観たり本を読んだりといったことで血流障害が起こることもあるので、ときどき姿勢を変えたり、休みを入れたりするようにしましょう。

②大後頭神経の圧迫・締めつけ

頸椎を通る「脊髄」からは、神経の束の中の一つとして「大後頭神経」と呼ばれる知覚神経が伸びています。

大後頭神経は、名称から推察されるように、首の後ろから後頭部にかけて枝状に分布している神経です。これが首の骨の変性で引っ張られたり、締めつけられたり、圧迫されたりすると後頭部の頭痛になるのです。

こちらの頭痛は、眼精疲労を生じやすく、目の奥の痛みや目の充血を伴うことがあります。放置すると吐き気が出たり、気分が悪くなったりすることもあります。

どちらにしても、「頭痛」という症状となって出てきた時点で、首の故障は第2段階に突入したと考えてください。わずかでも「頭が痛い」と感じるようになった段階でしかるべき対策をすれば、軽い故障のレベルで食い止められる可能性があります。

●頸椎を通る椎骨動脈

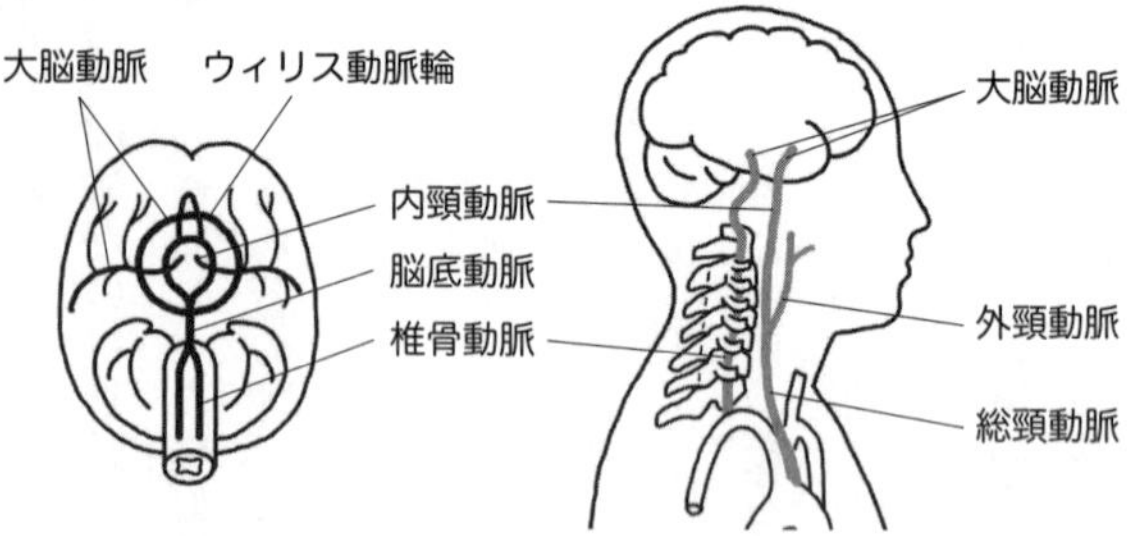

大脳動脈
ウィリス動脈輪
内頸動脈
脳底動脈
椎骨動脈
大脳動脈
外頸動脈
総頸動脈

●大後頭神経

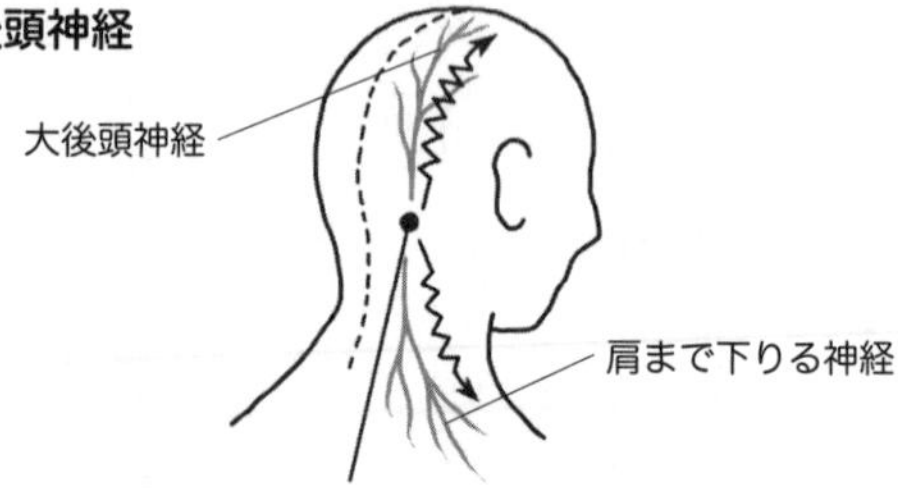

大後頭神経
肩まで下りる神経

大後頭神経が圧迫されると頭痛が起こる

「しびれ」を感じたら危険信号の点滅

第3段階の自覚症状が「しびれ」です。

「しびれ」にも首からきているものと、別の原因によるものとがあります。たとえば、足だけがしびれているような場合は腰の病気が原因と考えられますし、たまに手足の末梢神経に原因があってしびれが生じている場合もあります。

必ずしも、「しびれ」即「首の故障」と言えないケースも含まれてはいるのですが、**手や腕がしびれる、手（腕）と足の両方がしびれるといった症状は、ほとんどが首を原因として起こっていると考えて差し支えありません。**

しかも、この症状が出てきたときは首の故障がかなり進んでいる証しです。

「しびれ」が出てきたということは、椎間板の変性や骨棘がさらに悪化して、より強く神経を圧迫するようになったことを示しています。また、首のトラブルが、何らかの首の疾患に至ったサインともなります。

しびれには、痛みを伴うものと、そうでないものの2つのタイプがあります。痛みを伴うしびれの場合、腕や手にビリビリやピリピリといった痛みの感覚があります。これがあるようなら首が炎症を起こしている可能性が高く、早急な治療が必要です。

痛みを伴わないしびれは、ビリビリやピリピリがない代わりに、だるい、感覚が鈍くなったなどの症状を示します。触ったときの感触が鈍くなった、小さいものをつまみにくくなった、指先の作業がやりづらくなったなどの現象も出てきます。

「首」が原因の可能性がある症状

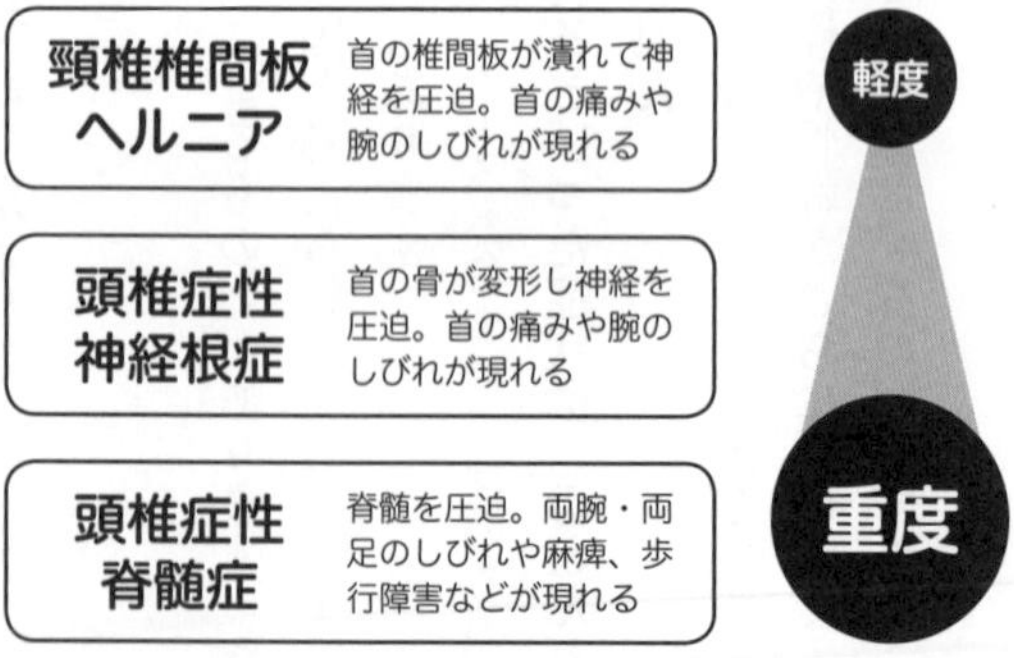
軽度
重度
頸椎椎間板ヘルニア
首の椎間板が潰れて神経を圧迫。首の痛みや腕のしびれが現れる
頸椎症性神経根症
首の骨が変形し神経を圧迫。首の痛みや腕のしびれが現れる
頸椎症性脊髄症
脊髄を圧迫。両腕・両足のしびれや麻痺、歩行障害などが現れる

しびれの症状が出たらすみやかに医療機関へ

要は、椎間板の変性や骨棘で神経が圧迫されてしびれが慢性化し、そのために感覚が鈍化している状態と考えられます。

いずれにしても、**しびれの症状は重篤化する前の最終警告**です。

放置すれば、最終段階の全身麻痺に移行する恐れがありますので、速やかに医療機関にかかるようにしましょう。

“その症状”も首からのサインかもしれません

ここまで触れてきたように、首の故障で現れる三大症状が肩こり・頭痛（めまい）・しびれです。

しかし、現れる症状はこの3つだけではありません。脳と体をつなぐ重要な関所「首」に何かしら問題があると、体のさまざまな部分に首からのサインが出ていることもあります。

そのサインは、ほかの病気や原因によるものかもしれません。けれども、首からき

【頭から首にかけての症状】

- 頭がどんよりと重い
- 耳鳴りがする、耳が聞こえにくい
- 目が疲れる、視界がぼやける
- 首の付け根が痛む
- 首が回らない、動かすと痛い
- 首から肩の筋が痛い
- あごが上げにくい（上がらない）
- 首か喉のあたりに違和感がある

＊ 難治性の「緊張型頭痛」と診断されたことのある方も要注意です。

【腰と脚に出る症状】

- 腰が痛い
- 太ももから足先にピリピリ感がある
- 太ももが上げづらい

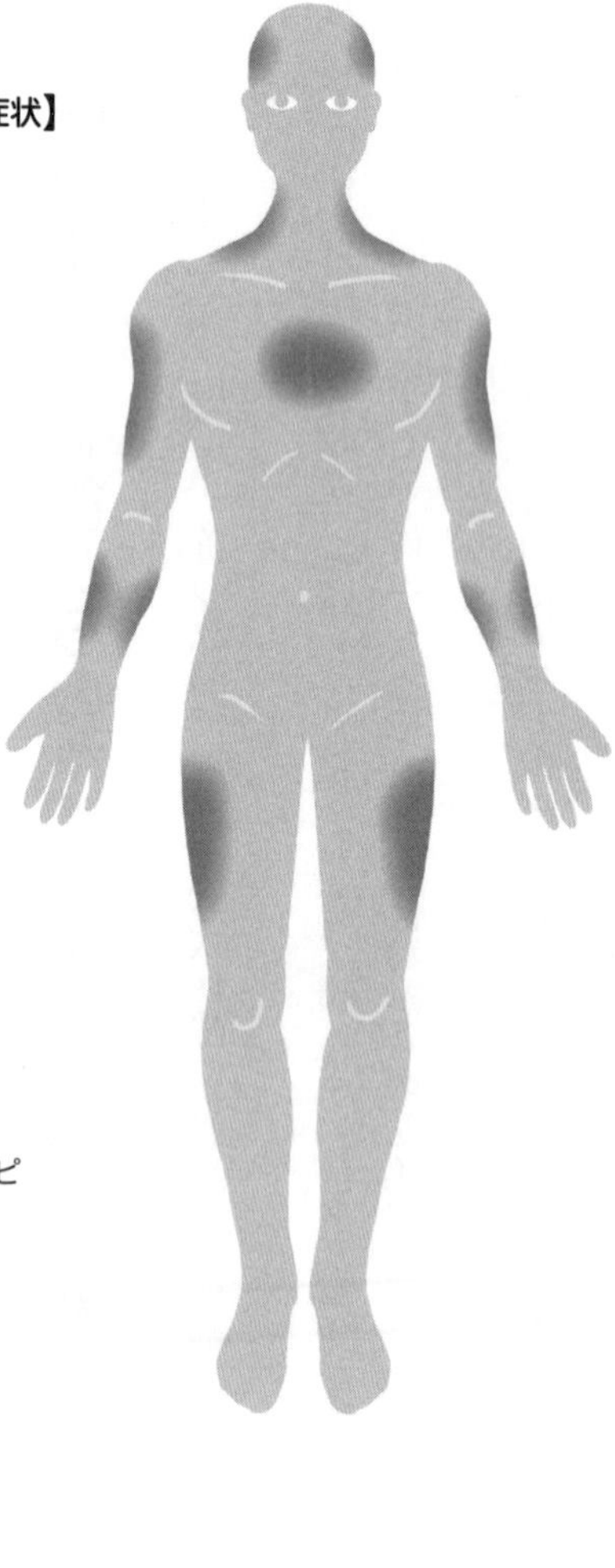

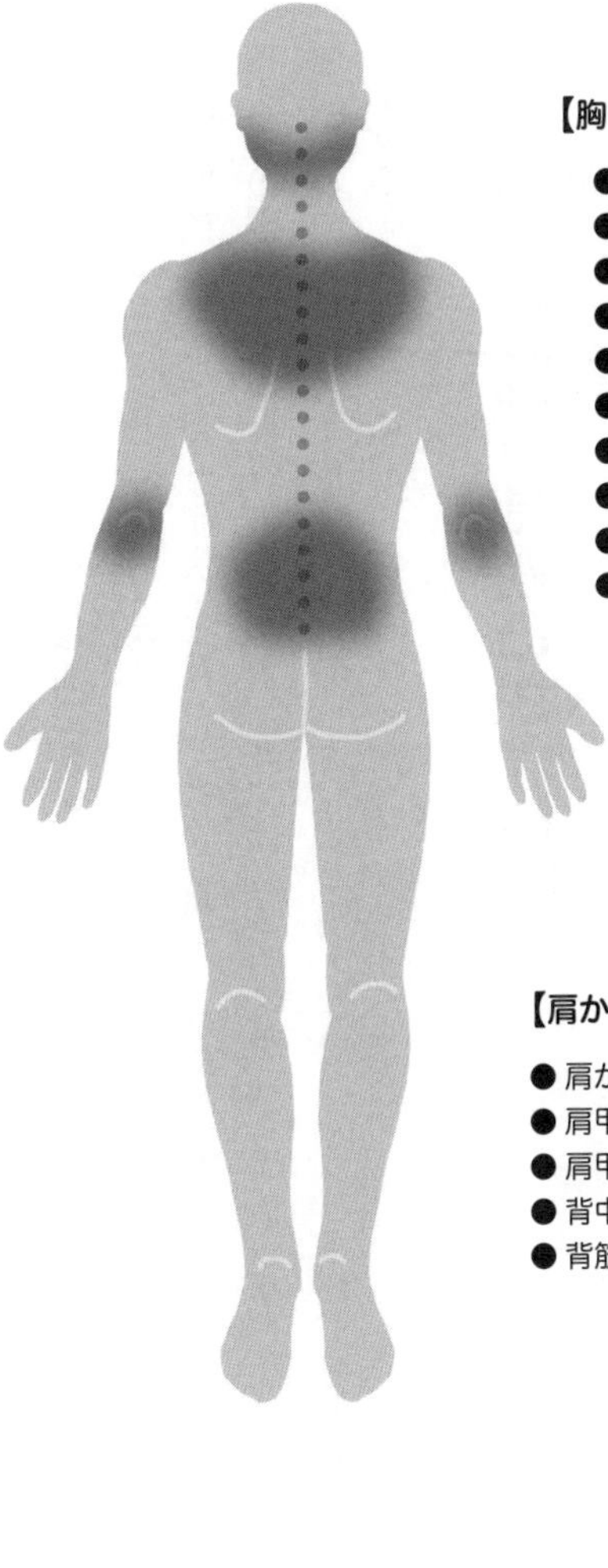

【胸・腕・指に出る症状】

● 腕の付け根が痛い
● 胸の上部が痛い
● 乳房が痛い
● 上腕が上げにくい
● 腕に力が入らない
● 腕を動かすと痛い
● 上腕や前腕が痛い
● 腕が重だるい
● 車のハンドルが握れない
● 握力が弱くなった感じがする

【肩から背中にかけての症状】

● 肩から上腕にかけて痛い
● 肩甲骨の内側が痛い
● 肩甲骨の下側が痛い
● 背中が張る
● 背筋が痛い

ている可能性も否定できません。首とは関係ないように思える症状が、実は首に起因するものであったということは実際にもあるのです。

首の故障に関係していそうな症状には、肩こり・頭痛（めまい）・しびれ以外にも90～91ページの図のようなものがあります。当てはまる症状がいくつかあり、なおかつ特に原因や理由が思い当たらないのに何日も症状が消えないというときは、首のトラブルも疑ってみましょう。

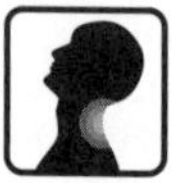

全身的な感覚も見過ごさないで！

部位ごとの症状だけでなく、心身の全体症状として感じるものもあります。

自律神経失調症と似た症状であることが少なくありませんが、なかには首を原因とするものもあるので、自己判断は禁物です。

具体的には、図のような症状に注意しましょう。

また女性の場合、更年期障害と診断された方も首に気をつけてください。閉経後は女性ホルモンの分泌が減少する関係で骨量が少なくなり、骨粗しょう症のリスクが増えます。

骨粗しょう症は、骨からカルシウムが溶け出してしまい、骨の構造が壊れて脆い状態になってしまうことです。成長期や出産後などにも見られますが、閉経後になる方が多いのです。

骨粗しょう症があると胸椎や背骨が脆くなって変形を起こし、前かがみの姿勢になっていくことが増えて首を悪くします。ひどくなると首が上げられなくなるといった状態にもつながっていきます。

原因はカルシウム不足ですので、首と

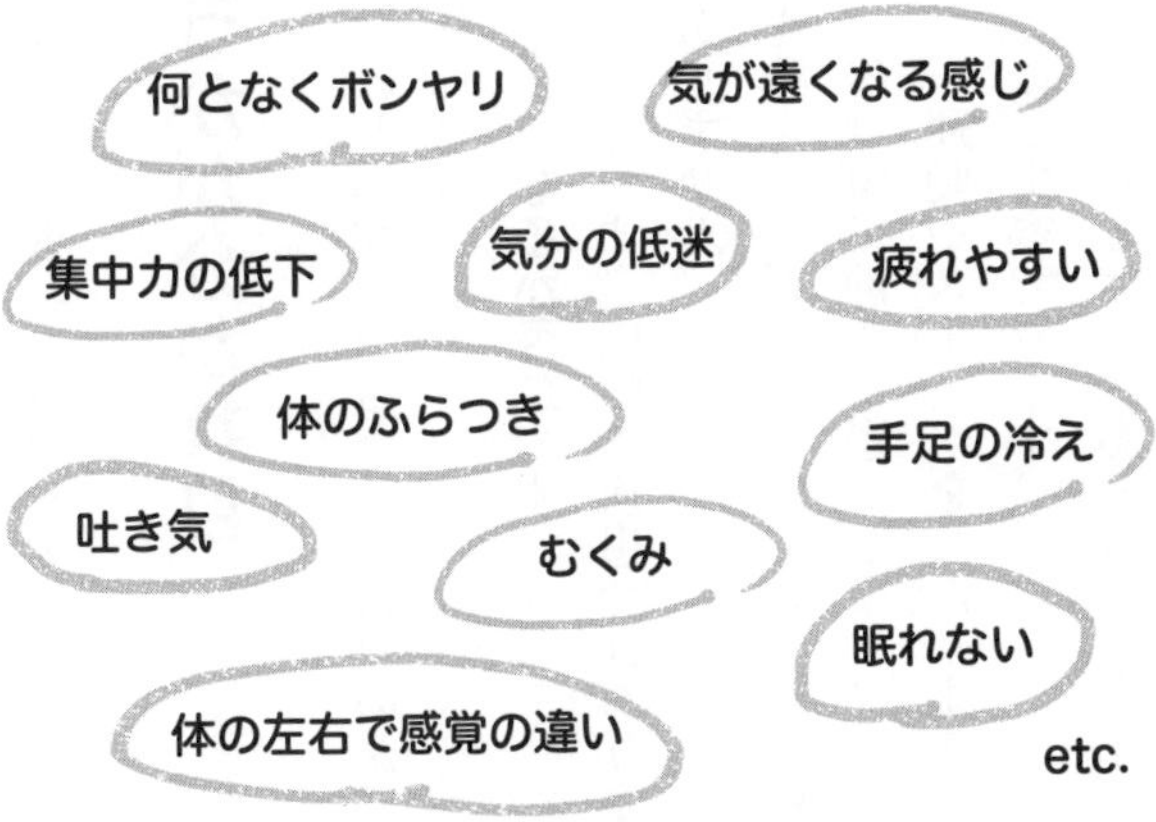
何となくボンヤリ
気が遠くなる感じ
集中力の低下
気分の低迷
疲れやすい
体のふらつき
手足の冷え
吐き気
むくみ
眠れない
体の左右で感覚の違い
etc.

首が原因の可能性がある症状

骨の両方を守るためにもカルシウム豊富でバランスの取れた食事を大切にしましょう。

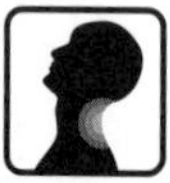

安静にしていて治るかどうかが分かれ目

最後に、思い当たる症状があったとして、それが心配のいらないものなのか、医療機関にかかるべきかを区別する目安について触れておきます。

ポイントは、**数日「安静」にしてみて症状がよくなるか否か**です。

「安静」とは、家の中で大人しく過ごすということです。内臓の疾患ではありませんので、ベッドに横になったままでいる必要はありません。

仕事がある方は、休めるなら1～2日会社を休んでください。難しいときは残業などをせず、必要最低限の仕事だけして帰宅し、後は家で静かに過ごします。

ほかには、外を出歩いたり、お酒を飲んだり、運動やスポーツをしたりするのを控える。なるべく首に余分な負担をかけないようにして家で過ごす。

このような生活を数日続けて、不調や症状がよくなるようであれば、ひとまず心配はいりません。もし、それでもよくならない場合は病院に行ってください。

それから「寝違えた」「徹夜で仕事をした」「久しぶりにスポーツで体を動かした」といった明らかな原因や理由があって症状が出たときも、ひとまずは2〜3日安静にして経過を見てください。休んでよくなるようなら大丈夫です。

休んでもなかなか症状が改善されない、あるいは何の原因も思い当たらないのに痛みがあるというときは、必ず一度、整形外科で診てもらいましょう。

要は、安静にしてよくなる症状であれば、急いで病院にかからなくてもよいということです。

ただし、少しでも「しびれ」を感じた場合は別です。「痛いな」にプラスして、「しびれ」や感覚の異変があったら、すぐにでも受診してください。

コラム

知っておきたい！　主な首の病気

「首こり」は、言うなれば首の病気の前駆症状とも言えます。しかも「つらいな」と自覚できるぐらいのレベルになっているときは、すでに何らかの疾患が引き起こされていることも少なくありません。

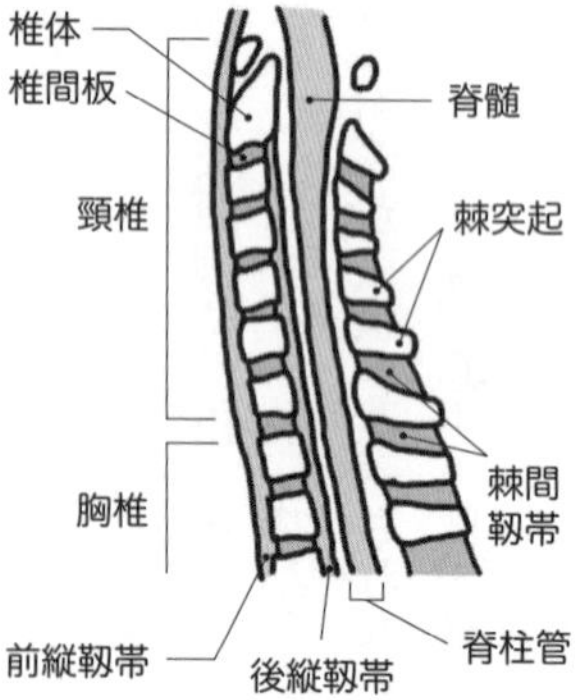
椎体
椎間板
頸椎
胸椎
前縦靭帯
後縦靭帯
脊髄
棘突起
棘間靭帯
脊柱管

病気に至っているのかどうかや病名が何かについては医師の診断を待たなくてはなりませんが、首への意識を高めていただくうえで、病気に関する知識ももっておかれるとよいと思います。

ここでは主な首の疾患を簡単に説明しておきます。

■パソコン病（VDT症候群）

パソコンやゲーム機などのディスプレイを長時間見続けることによって起こる症状の総称です。パソコン病の患者さんの頸椎はストレートな状態（ストレートネック）、もしくは頸椎が後弯し逆C型になっている場合が目立ちます。肩こりや頭痛、背中や肩甲骨の痛み、軽い手の違和感、頭・腕・背中の重々しい感じの痛み、眼精疲労、気分の落ち込み、軽いうつ症状などが出やすくなり、将来的には椎間板ヘルニアや変形性頸椎症を引き起こす可能性もあるので、軽視は禁物です。

■頸《けい》椎《つい》椎《つい》間《かん》板《ばん》ヘルニア

30～50代の成年男性層に多く、近年は20代にも増えている病気です。軟骨である椎間板が飛び出して神経を圧迫し、痛みを起こすのが症状で、衝撃によって大きく飛び出して突然激しい痛みが起きる場合と、少し飛び出したものが徐々に大きくなって症状が重くなっていく場合があります。痛みがかなり激しい場合は消炎鎮痛剤で痛みを取ったり、症状が重症化した場合は理学療法を行ったりしますが、一番効果的な治療は「安静」です。

■変形性頸椎症《へんけいせいけいついしょう》

首の病気の中では最も多く、中高年の方に多く見られる病気です。生活習慣や職業病、加齢によって椎間板が弾力を失い、不安定になることで、それを補うために骨に棘のような突起（骨棘）ができることが原因です。骨棘が脊髄や神経根を圧迫し、肩こりや頭痛、痛みやしびれを起こします。

治療はけん引が一般的で、痛みが強いときは頸椎装具の装着もあります。できてしまった骨棘はなくなりませんが、首を気遣う生活を続けることで痛みは徐々にひいていきます。

■頸椎後縦靭帯骨化症《けいついこうじゅうじんたいこつかしょう》

頸椎の後方にある後縦靭帯が硬くなって骨化し、神経根や脊髄を圧迫することで起こります。骨化の仕方によって、顕著にこり・痛み・しびれなどの症状が起きる場合と、無症状の場合とがあります。靭帯が上から下まで連続して骨化しているような場合は、無症状となりやすくなります。

治療が必要になるのは痛みやしびれなどの症状が出ているときで、症状が軽い場合は、頸椎装具を一定期間装着する治療が行われます。

■頸部《けいぶ》脊柱《せきちゅう》管《かん》狭窄《きょうさく》症《しょう》

脊髄が通っている「脊柱管」が狭くなり、中の脊髄が圧迫されてしびれや麻痺などの症状が起きる病気です。

ただし単独では症状は起こらず、痛みやしびれ、麻痺などが現れるときは、変形性頸椎症、頸椎椎間板ヘルニア、頸椎後縦靭帯骨化症などを併発しているケースが大半です。なかでも変形性頸椎症との併発が最も多く見られます。治療も、併発している病気に応じて行われます。

■頸肩腕《けいけんわん》症候群《しょうこうぐん》

首から肩、腕にかけての痛みやしびれ、軽い頭痛があるものの、検査をしても明確な首の病気が見つからず、原因が明確でない症状の総称です。かつてのタイピストたちに多く見られたことから「キーパンチャー病」とも呼ばれます。パソコン使用が増えた現代では、「パソコン病」の前段階と考えるとよいでしょう。したがって生活習慣の見直しで予防や改善が図れます。

■頸椎捻挫《けいついねんざ》（むちうち症）

大きな衝撃によって、首がむちのように激しく振られ、頸椎が損傷する病気です。交通事故でなるケースが最多です。

損傷の程度によって、頸椎の関節が捻挫した「捻挫型」、神経が強く引っ張られて損傷した「神経根型」、脊髄に損傷が起きた「脊髄型」、神経のうち交感神経が損傷した「バレ・リーウ型」の４つがあります。

首・肩・顔面の痛み、知覚麻痺、頭痛、めまい、視力障害、足のしびれや歩行困難・排尿排便障害などが症状として起こります。

■DHS（首下がり病）

パーキンソン病といった神経系疾患が原因となって、あごが胸についてしまうほど首が下がってしまう病気です。「dropped head syndrome」を略して「DHS」と呼ばれ、日本では首下がり病と名称がつけられています。

自力では首を持ち上げることができないため、体が不安定になる、歩きにくいなど日常生活にさまざまな支障が出てきます。治療としては、頚椎装具で首を上げた状態を保ち、リハビリなどの理学療法を行っていきます。

■その他

首以外に原因があって、首に症状が出てくるものには「悪性腫瘍（がん）」「リウマチ」「結核」などがあります。いずれも、首から背中にかけての強く激しい痛み、しびれが特徴です。安静にしても治らない激しい痛みが続くときは、一刻も早く医療機関で診てもらいましょう。

第3章

歩き方・座り方だけで「首こり」の9割は改善できる

きれいなS字カーブが体を支えている

首から腰に至るまでの背骨（脊椎）は、人体にとっての屋台骨です。

それが「頸椎」「胸椎」「腰椎」の3つのパートから構成されていることはすでにお話ししましたが、頸椎には7個、胸椎は12個、腰椎には5個の骨があり、全部で24個の骨から成り立っています。

しかも、これらの骨は1本の芯のように真っ直ぐ棒状につながっているわけではありません。皆さんもご存知だと思いますが、ゆるやかなS字カーブを描いています。

でも、なぜSの字になっているのでしょう？

それは脳や全身を支えるためです。ゆるやかなカーブをつけることで、真っ直ぐな状態よりも強度が高まり、なおかつクッションのように体にかかる衝撃をやわらげてくれるからなのです。

進化の過程で人間は、このような脊椎を獲得してきました。背骨がきれいなS字カーブを描くようになったのは、ひとえに人類が樹上生活から地面に降り立ち、二本足で直立歩行をするようになっていったためです。

直立できるようになってから、私たちの脳はどんどん発達を遂げ、比例して頭も大きくなっていきました。脳の発達で大きく進化した頭は、今ではおよそ5～8キロという重さをもつまでに至っています。その重い頭を効率的に支えるには、ゆるやかに背骨にカーブをつける工夫が必要だったのです。

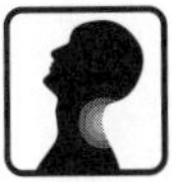

首だけが進化から取り残された!?

なかでも**重い頭を直接的に支えているのが、首の骨である頸椎**です。

また、**頸椎こそが背骨のS字カーブをつくり出している元**なのです。

もし首に問題があれば、屋台骨である背骨はバランスを失い、体全体がガタガタになってしまうことは言うに及ばないでしょう。それもまた「首」が、私たちの健康を維持する要所であり、反対に健康を損なうウィークポイントにもなってしまうゆえんです。

しかも首の骨は、重くて大切な脳を支え、背骨のバランスを保つという重要な役割を担っているにもかかわらず、決して強くありません。

進化の過程で脳がどんどん発達していくのに比例して、首の骨も太くなっていったかと言えばそうではなく、ほかの動物と比べて脳の重さははるかにあるのに、頸椎の大きさは動物たちと格段の違いがないのです。

どうも、首だけが進化から取り残されたと言っていいような感じです。

重い頭を支えるには、頸椎はあまりにも心もとない存在なのです。あえて言うと、その心もとなさをS字カーブでカバーしているとも言えます。

このS字カーブ上部の前弯部分が首にあたります。この前弯があることによって、首が軽く前に突き出る形になり、さらに頭部が後方に位置して、頭の重さをバランスよく支えることができているのです。

つまり、大事な場所である首の健康を守るには、**S字カーブを消失させないことが大きなポイント**でもあるのです。それにはよい姿勢を保つことが一番です。

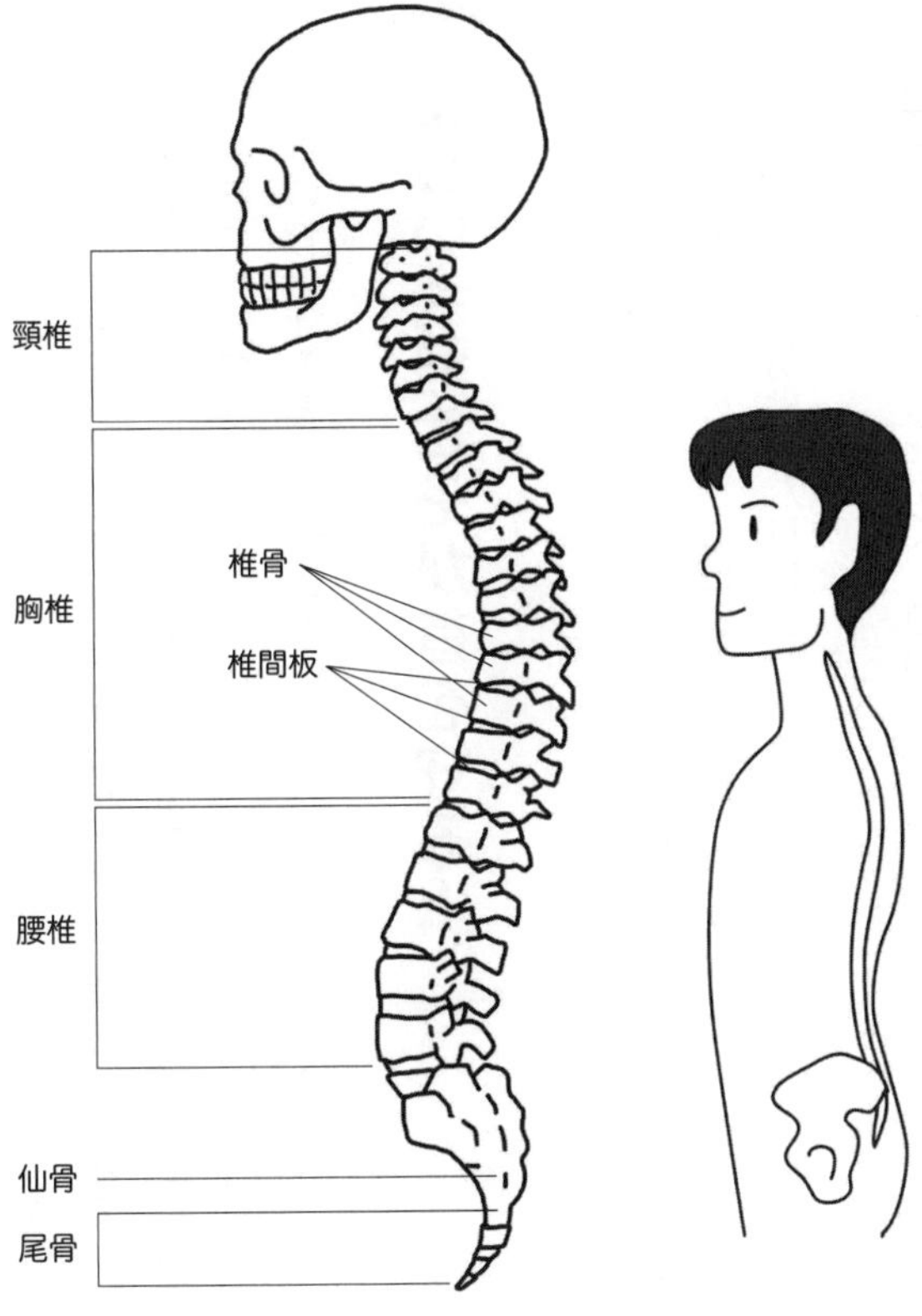

人間の骨格は首から腰までがS字状のゆるやかなカーブになっていて、頭の重みを効率よく支える構造になっている

どなたも、小さい頃から親や先生たちに「姿勢が悪い！」「猫背に気をつけなさい」「姿勢をよくしなさい」と口うるさく言われた経験をおもちでしょう。

猫背が常態化したり、姿勢が悪かったりすると、背骨のS字カーブは消失してしまいます。姿勢についてうるさく言われ続けたのには、見た目の問題だけでなく、姿勢を正して首の骨を守るという健康上の理由もあったわけですね。

正しい姿勢こそが首を守る！

ところで「姿勢を正しなさい」と言われたとき、どのような姿勢を取りますか？

まずは背筋をピッと伸ばす。そしてあごを軽く引いて、両手を体の脇に軽く添える。

だいたいの方が、このような形を取ると思います。

けれども、この姿勢は見た目は美しくても、首にとっては〝正しい姿勢〟とは言えません。

最大の問題点は「あごを引く」の部分です。

あごを引くと、頸椎は真っ直ぐな状態となり、重い頭を支えるためのカーブがなくなってしまいます。つまり、首が軽く前に突き出て、頭部が後方に位置するというバランスが取れなくなってしまうのです。

それによって頭全体の重さを受け止めて支えることができなくなり、首には余計な負担がかかってしまうことになります。

首を守るためには、頸椎のカーブを保てる姿勢であることが必要です。そのためには**最もよいのは、あごを20度ぐらい上げた状態**です。要は、あごを少し上にツンと上げた姿勢です。これが首の骨のカーブに沿った「首にとっての正しい姿勢」なのです。

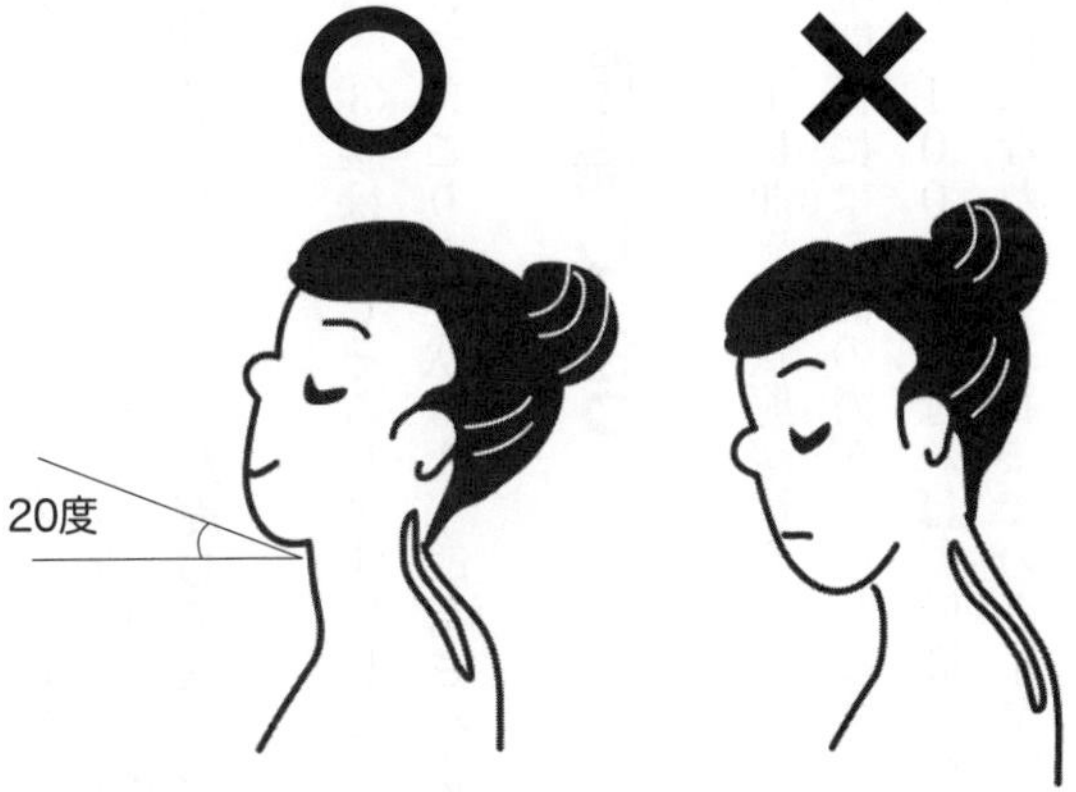

重い頭の重心は首より後方にあるほうがよい

あごを引いてしまうことは、首にも大きな負担をかけるだけでなく、頸椎のカーブの消失によって、その下に続く胸椎や腰椎にも影響を与え、背骨全体の負荷も高めてしまいます。ですから、**まずは「少しあごを上げる」を日頃から意識して生活してみてください。**

立つときは、①あごを少し上げ、②胸を張り、③腰は少しそらし気味にして立つ、を心がけましょう。この姿勢を習慣にするだけで首こりの症状は相当改善されます。

「首を下げない」を日頃から意識しよう

首を悪くしてしまう大きな要因の一つは、首を下に曲げた状態が続くことです。

首が前屈すると、そうでないときと比べて椎間板には5倍の力がかかります。

20キロのバーベルなら持ち上げ続けられても、１００キロになれば長時間は耐えられませんし、自動車にしても、車体の重さが5倍になれば、それまでのタイヤでは支えきれなくなります。

頸椎にしても、頭の重さを5キロとして、下を向くだけで25キロの重さを支えなくてはいけないのと同じですから、どれほど負担が増えるかわかります。そのような状態が続くほど、頸椎が直線的になってしまう「ストレートネック」や逆Cの形となってしまう「頸椎後弯」になり、首はどんどん悪くなっていくばかりです。

ですから**首を前屈させた状態は、回数も頻度も少なければ少ないほどよい**のです。

何時間も下を向いてケータイ・スマートフォンを操作し続ける、本を読み続ける、勉強や書き物をし続ける、家事をやり続ける、仕事や作業を続ける……いずれも首にとっては

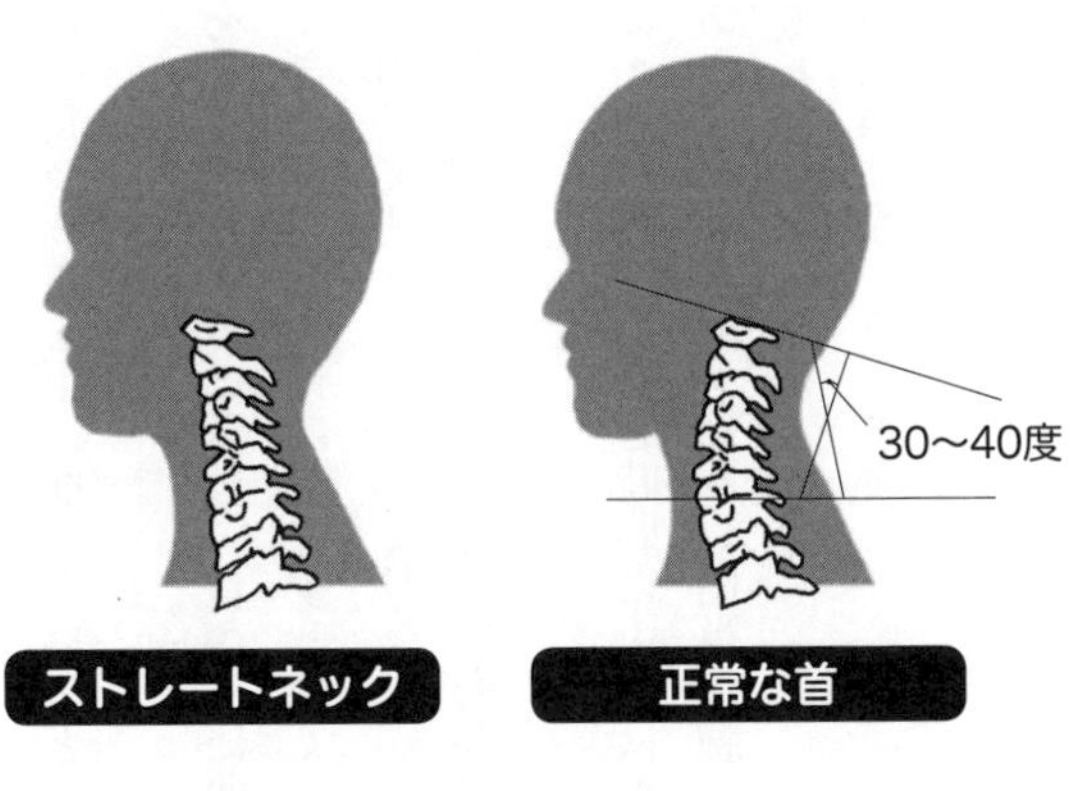

正常な人の前弯角度は30〜40度

最悪です。

首の健康を守る、首こりの症状を改善するには、長時間首を下に曲げないことをとにかく大切にしてください。

ケータイ・スマートフォンを操作したり、本を読んだりするときは、首が下に曲がり過ぎないよう目の高さに近いところまで持ってきたり、腕を伸ばして少し遠くに置き、あごをちょっと上げた姿勢を取るようにしたりするとよいと思います。

また、**立ち上がるときも下を向かず、顔を上げた状態で立ち上がることを心がけてみてください。**

下を向かなければいけない作業では、1時間に1回、長くても2時間に1回は首を上げて休ませます。このとき背伸びをしたり、あたりを歩き回ったり、簡単な腕立て（第4章で紹介）をしたり、体を動かすようにするとなおよいでしょう。

こうしたことを意識して生活するだけで、首の状態は違ってきます。

首に理想的な机の高さ

仕事や勉強などで、長時間使うことになるのが机と椅子です。首に負担をかけないという側面から言うと、机（テーブル）と椅子に座るスタイルは大変に有効です。ただし机と椅子を使えばよいというものでもありません。やはり、首にとってよりよい机・椅子の高さというものがあるのです。

特に仕事や勉強となると、長時間机に向かうことになります。座ったときの机の高さは、低くても高くても使いづらいうえ、低過ぎるとかがみ込むような姿勢にならざるを得ず、首の健康を損ねます。

どの高さがよいかは個人の好みもあると思いますが、**首を守るのに最適なのは、椅子に座って机に両腕を乗せたとき、肘が90度の直角で曲がる高さ**です。

一般的に、仕事机や勉強机とセットになっている椅子は高さ調節が可能ですから、それを目安に調整してみてください。

この「首によい高さ」は、ダイニングテーブルや家事机なども同様です。椅子そのものを調整できない場合は、座布団で高さ調節をする、あるいは椅子そのものを替えるといったことも考えてみてください。

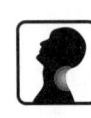

座るなら床より椅子

日常生活でも、**畳や床に座る頻度は極力少なくする**ほうがお勧めです。

昨今、家の中で過ごすことの多いリビングやダイニングには、椅子とテーブルを置いているご家庭が増えていると思います。こうした西洋スタイルへの変化は、首にとっても実は好ましいことです。

畳やカーペットの部屋に、ちゃぶ台や低いテーブルを置いて座布団に座るといった昔ながらの生活スタイルは、文化としては大切にしたいものの、こと首の健康においては避けてほしいことです。

畳や床の上に座る生活は、食事をするにしても、何かを書いたり読んだりするときも前屈姿勢になります。また壁の時計を見たり、部屋の電気をつけたりするときに大きくふり仰ぐなど、下から見上げる動作も増えます。

上を向く、下を向くといった首を動かす頻度が高くなり、なおかつ前屈した姿勢が長くなるので、首にはよくないことだらけなのです。

すでに首こりがひどくなっている人はもちろん、まだそれほどの状態には至っていない方も、極力、テーブルと椅子で過ごすことを心がけていただきたいと思います。

さて、椅子の座り方にも首によい座り

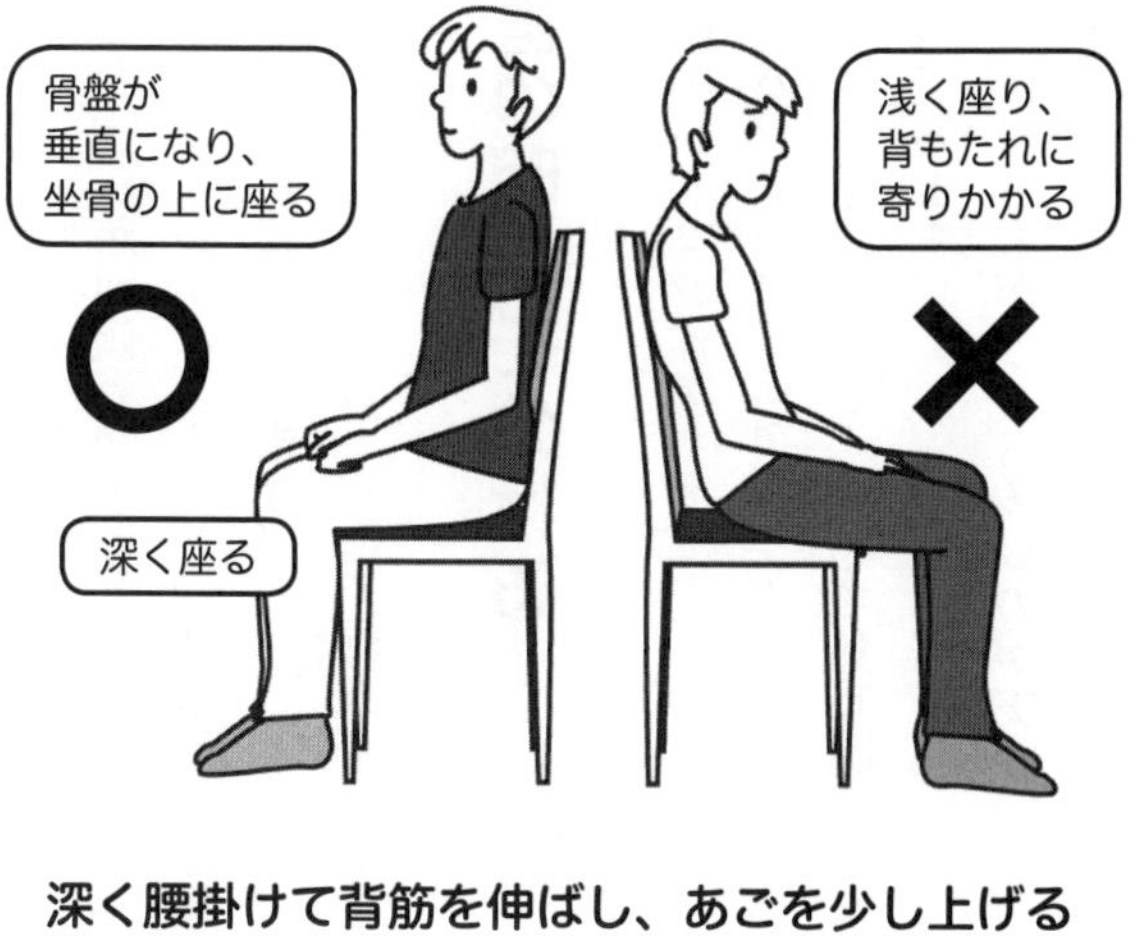
骨盤が
垂直になり、
坐骨の上に座る
○
深く座る
浅く座り、
背もたれに
寄りかかる
×

深く腰掛けて背筋を伸ばし、あごを少し上げる方・悪い座り方があります。

背もたれの部分に体をべったり預けてしまうと、首が前傾姿勢となり、負担がかかりやすくなります。背もたれには疲れたときだけ寄りかかるようにし、基本的には**深く座面に腰かけて背筋を伸ばし、あごを少し上げた状態で座ります。**

電車の座席に座るときも、こうした姿勢をちょっと意識するようにしてみましょう。

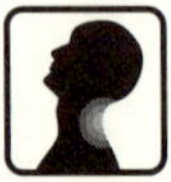

パソコン作業での姿勢が首の明暗を分ける

現代人の首を痛めている最大の要因が長時間のパソコン作業です。

仕事で使うだけでなく、今は家庭においてもパソコンは不可欠なツールとなっています。使う年齢層も、子どもから高齢の方までさまざまですし、自宅で長時間インターネットを見続けるといったことも普通になっています。

それによって「パソコン病（ＶＤＴ症候群）」になる方がとても多いのが実際です。

しかし、これほどガッチリと仕事や生活にパソコンが入り込んでいる以上、いくら首によくないとは言え、「首を悪くしないようにパソコンの使用を控えなさい」と言うことは現実的ではありません。

そこで、パソコンを使うときは次の4点を意識して、できるだけ首への負担がかからないように留意してみてください。

①日常使うパソコンはデスクトップ型にする

現在、パソコンは持ち運びしやすいノートパソコンが主流となっているようですが、首の健康を守ることを考えると、日常的に使うものはデスクトップ型のパソコンのほうをお勧めします。

デスクトップ型だと画面が比較的大きく、ディスプレイが正面に近い高さまでくるため、首を曲げずにパソコン操作が可能になるからです。

職場のパソコンは会社の事情が優先されますが、自宅で使う場合はできるだけデスクトップ型を選ぶとよいでしょう。

②ノートパソコンを使うときはのぞき込まない

ノートパソコンを使っている方は、とにかくディスプレイをのぞき込むような姿勢を避けてほしいと思います。小さな画面をのぞき込むようにして使うのは、首にかなりの負担をかけます。

街中や乗り物の中で、ノートパソコンを膝に置いて使っている人をよく見かけますが、このような使い方は背中を丸め、首を突き出して画面をのぞく格好となり、首へのダメージが最も大きい「屈曲」姿勢を取り続けることになります。

できることならテーブルや台の上に置く、膝の上にカバンか何かを置いてその上でパソコンを操作するなどして、高い位置で使える工夫をしましょう。

③よい姿勢でパソコンを使う

座ってパソコンを使うときの姿勢も大事です。ディスプレイは、正面を向いたときの目の高さとほぼ同じくらいの位置にします。また、目からなるべく離れるように、机の奥に設置します。**目とディスプレイの間の距離は30センチが目安**です。

椅子に座って背筋を伸ばし、両手をキーボードに乗せたとき、肘の角度がおよそ90度前後になるような高さが理想です。体と机の間は、この姿勢が取れるくらいの距離にします。

家で使うときも仕事で使うときも、この姿勢を大事にしてください。

④根を詰めてやらない、休憩を入れる

何よりも大事なのが、何時間も連続してパソコンを使用しな

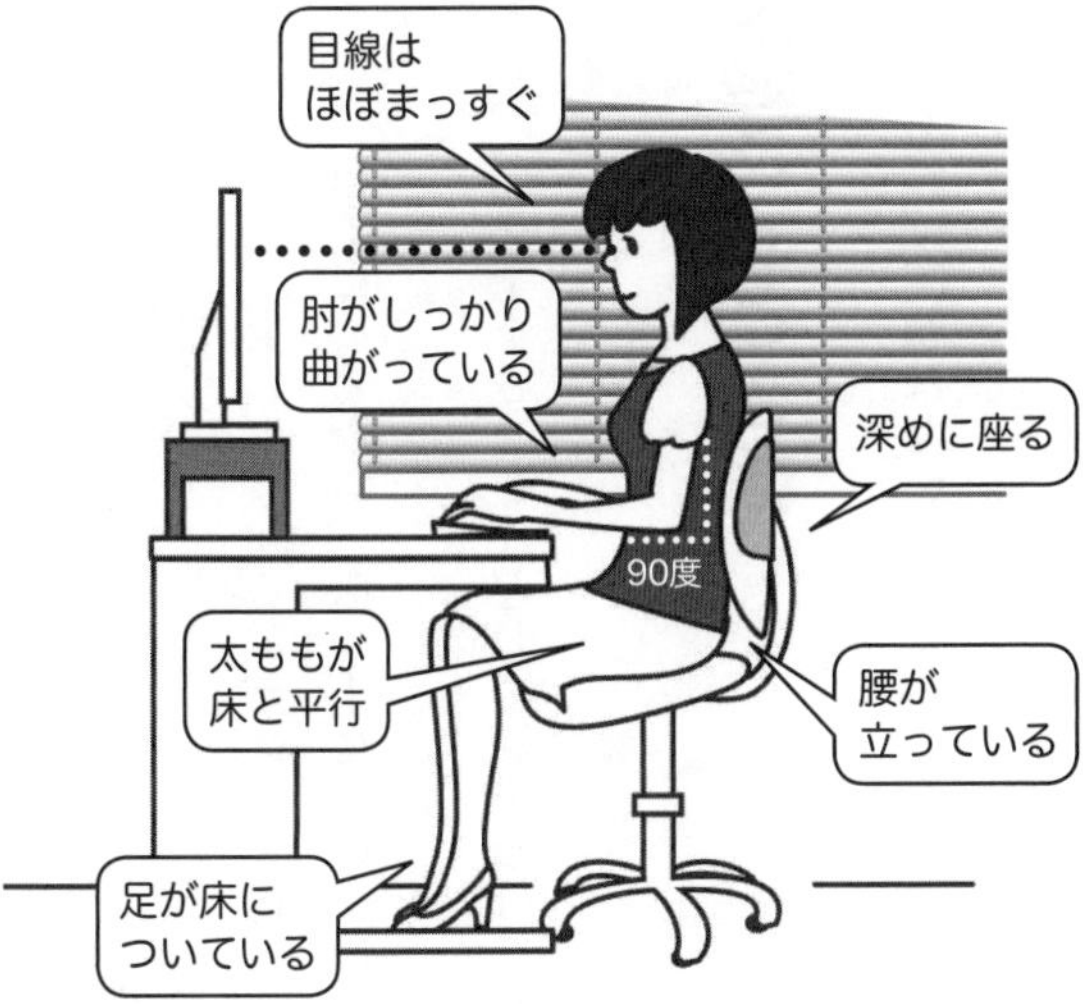

目線は
ほぼまっすぐ
肘がしっかり
曲がっている
深めに座る
90度
太ももが
床と平行
腰が
立っている
足が床に
ついている

首への負担がかからないパソコン作業を心がける

いということです。「ひと区切りつくまでやってしまおう」と根を詰めてパソコンに向かい続けたり、長時間ブログやネットショッピングをしたりといったことは避けて、1〜2時間に1回は5〜10分ほど休憩を入れましょう。

前述したように、立ち上がって背筋を伸ばす、少し歩き回る、カンタン腕立てをするといったことも心がけてみてください。自宅にいるなら、床の上に大の字になって寝転がるのも首の矯正になります。

合わせて肩を回したり、腕を回したり、肩を上下させるなどして筋肉をほぐし、血行をよくするようにすることも大切です。

長時間乗り物の中で過ごすときは

近場を移動するぐらいの距離・時間であれば問題はないのですが、旅行や出張などで長い時間乗り物に乗って、座っていなければならないときは、首への負担をなるべく軽減させる工夫があるとよいでしょう。

一番よいのはシートを倒してしまい、180度に近いフラットな状態にすることです。ただ、この方法が取れるのは、車の助手席や飛行機のファーストクラスなど状況が限られます。

ほかに、首用のエアクッションを使う方法もありますが、難点は、長い時間使うことで今度は腰への負担が増してしまう点です。

そこで、**首用のエアクッションと一緒に、腰にも小さな枕を当てておくようにします。** タオルをたたんで腰に当てても構いません。こうすることで、首と腰の負担を減らすことができます。

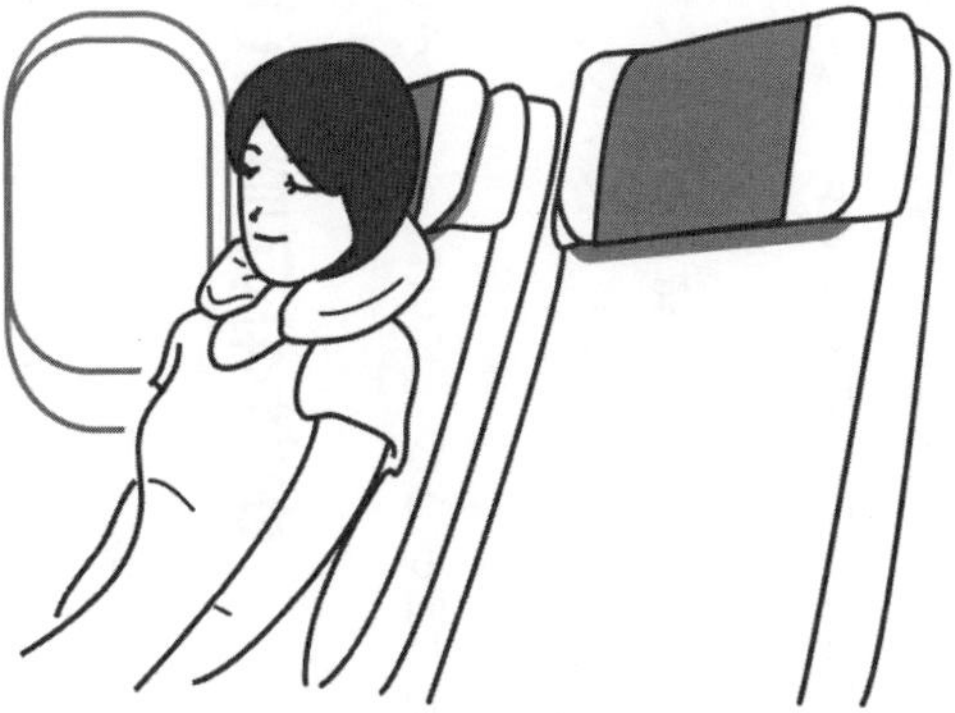

長時間移動の際は、首用枕・腰用枕などを持参するとよい

また車の種類によっては、後部座席の背もたれが中途半端で、首を預けることができない場合があります。長い時間、後部座席に座らなくてはいけないようなら、時折ゴロンと座席に横になってしまうのもよいと思います。

バッグやカバンの持ち方一つで首は守れる

バッグやカバンを持つときのことを思い返してみてください。いつも同じ側で持っていないでしょうか？

私たちは気づかないうちに、同じ側で毎回バッグ・カバンを持ってしまいがちです。長年の習慣から体にクセがついてしまって、同じ側で持つほうがラクに感じてしまうからです。

手提げタイプも、ショルダータイプも同様です。リュックを片ベルトだけで肩から提げるようなときも同じです。大概、右なら右、左なら左と決まっているものです。

通勤や通学で使うようなバッグなら平均して5キロぐらい、女性のお出かけ用バッグでも、化粧品などを入れれば3キロぐらいにはなります。その重さが毎日同じところにかかり続ければ、首にも肩にもよくないことは想像がつきますね。

　それでなくとも、何かを持ち運ぶ動作は首にとっては負担になります。加えて、**いつも同じほうの側にだけ重さがかかるということになると、首や肩にかかる負荷のバランスが恒常的に偏る**ことになります。

　首が毎日一定の方向に傾くわけですから、骨の異常が起きた

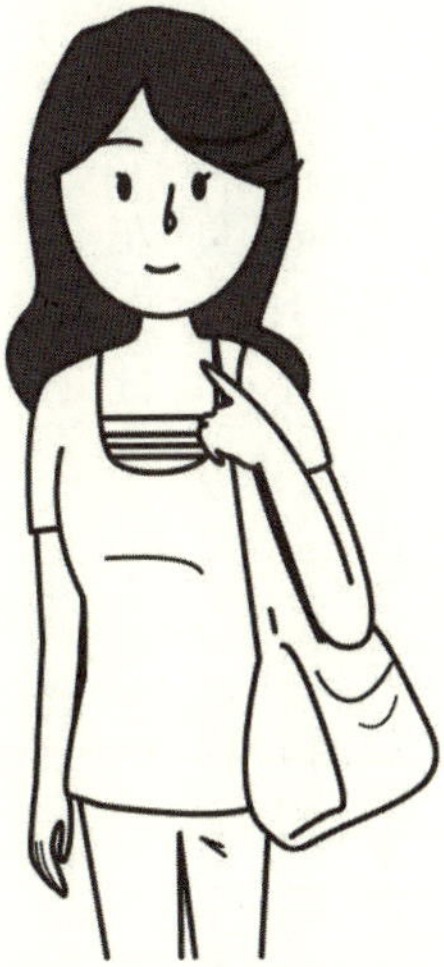

**いつも同じ側でカバンをかけていると、
ふだんも右(左)肩上がりの姿勢になりやすい**

り、筋肉を痛めたりにつながっていっても不思議ではありません。

そう考えると、バッグやカバンの持ち方を意識して変えることも、首こりの解消や首の健康を守ることにつながっていくのです。

まずは手で提げるにしても、肩にかけるにしても、こまめに右と左を交互に変えて、首にかかる負荷がどちらか一方に偏ってしまわないようにしましょう。

ショルダータイプなら、肩から提げるより斜めがけしてしまったほうが首への負担が少なくなります。その場合も、何度か右と左でかけ替えてください。

私の一番のお勧めは、リュックタイプの背負えるバッグです。荷物が重くても、背負うことで両肩が重さをバランスよく受け止めてくれて、首への負担が軽減されます。

現在は、ビジネスシーンでも使えるような仕様のものが出てきていますので、首こり改善のために利用してみてはいかがでしょうか。

首によい靴・わるい靴

靴の役割は、地面からの衝撃をやわらげることです。土の上を歩くのであればともかく、アスファルト舗装やコンクリートといった硬い地面を歩くことの多い今は、下からの衝撃で膝や腰、背骨、首がよくない影響を受けないための靴選びも大事になってきていると言えるでしょう。

頸椎を含む背骨への影響を考えた場合、靴底が薄くてペッタンコな靴はあまりお勧めできません。こうしたタイプの靴は、骨が地面からの衝撃を大きく受けやすいからです。特に、硬い地面を長い時間歩くようなときは避けたほうが賢明です。

首のことを考えるなら、靴底はある程度厚みがあったほうがよいのです。

男性の靴であれば、靴底の厚みが最低2センチはあるものが靴選びの目安です。ビジネスシューズも底の厚いもののほうが首への負担が減ります。

ウォーキングシューズやスニーカーであれば、かかとの部分にエアの入ったタイプを選ぶとよいでしょう。高齢の方は、骨が脆くなってきていたり、足の裏の脂肪が少なくなっていたりしますから、こうしたエアタイプの靴を選ばれるとよいと思います。

女性の靴も、フラットシューズより、ヒールのあるもののほうがお勧めです。ハイヒールは外反母趾などを起こすことを理由に、「足にはあまりよくない」とされていますが、首のためにはある程度の高さのヒールが必要なのです。

かかとに高さがあると、体重がつま先にかかり、自ずと背筋が伸びます。つま先立ちで歩いているような状態にもなるので足の筋肉が鍛えられますし、かかとに体重が乗らないことで背骨や首への衝撃や負担が少なくなります。

とはいえ、高すぎたり細すぎたりするヒールは、やはりよくありません。足先や膝、腰を痛めますし、足元が不安定になって歩く姿勢が前屈みにもなり、首に負担がかかりやすくなります。

女性の場合もヒールの高さは2〜3センチ程度のものが目安です。ピンヒールのような細いタイプではなく、しっかりとした太さがあるものがよいでしょう。

コラム

首をいたわる正しい椅子の選び方

首のためには椅子に座る生活のほうが適していますが、フカフカでやわらかな椅子は、あまり首にはよくありません。

たとえば、ソファのようなタイプ。なかでも座ると体が沈み込むようなやわらかな椅子は、体が丸まりやすく、首が前傾姿勢になってしまいます。背もたれに体を預けても、腰のあたりが安定しないので、知らぬ間に首に力が入ってしまいやすくなります。

やわらかいソファに座るのは体にとってはラクなものですが、首への影響を考えると、あまり長時間座り続けるのは避けたほうがよいのです。

首をいたわるのに適しているのは、やわらかい椅子よりも、座面に硬さのある椅子です。

背もたれは、原則としてないもののほうが首の健康を守りやすくなります。

背もたれがなければ、背中を伸ばした、首によい姿勢を保とうという意識を持つことができます。

また、背もたれに寄りかかると、どうしてもあごを引いた形となり、頸椎のカーブが消えて真っ直ぐな状態となってしまいます。これだと首への負担が増えます。

ただ、背もたれのない椅子は、時間が経つうちに疲れてきて姿勢が崩れ、首を前に突き出した格好になってしまうことが難点と言えば難点でしょう。

要は、**背もたれに長い時間体を預ける姿勢が、首にはあまりよくない**ということです。ただ、疲れたときだけ寄りかかるような使い方をすれば、背もたれはあっても構いません。

椅子選びでは、フカフカしたものよりも座面が硬めの椅子を選ぶということだけ重要視していただくとよいと思います。

第4章

首は沈黙の筋肉！首をいたわる健康習慣

体に筋肉をつけると首も健康になる!

体を健康に保つために、昔からよく言われてきたことがあります。睡眠や休養をしっかり取る、バランスよく食べる、運動で体を動かすなどです。

これは首の健康を守り、首こりを予防するうえで大事にしたい健康習慣ということでも同じなのです。

あまりにも当たり前すぎて、「え、いまさら?」と思われるかもしれませんが、当たり前のことなのに実際に守れている方は少ないのではないでしょうか?

首の場合は特に、「直接鍛えて筋肉を増やし、強化する」のが難しい場所です。その点では、腹筋・背筋や脚の筋肉のようにはいきません。

けれども、現在保たれている首の力が落ちないようにすることは可能です。

それには、日常的に姿勢に気をつけることはもちろん、睡眠、食事、運動で体自体の健康を維持することも欠かせないのです。

なかでも「運動」は、首を守るうえでとても重要です。体全体の筋肉を強くしてくれるからです。

下半身の筋肉が強くなれば、首にかかる頭の重さを背筋、腹筋、大腿筋で支えることができますし、腕や胸など、首により近い場所の筋肉が強くなれば、首に余計な力や負担がかかることを防いでくれます。

つまり、適度の運動で全身の筋肉をつけておくことは、首のトラブルや病気を防ぎ、首を守ることにつながるわけですね。

ただし今言ったように、「適度」であることが大切です。何事もそうですが、いくら体によいからと言って、過ぎれば弊害を生みます。スポーツ選手にしても過度にやり過ぎることが故障につながっているのです。

「激しい運動＝いい運動」ではありませんし、わざわざお金を払ってジムに行くといったことも必要ありません。覚えておいていただきたいのは、コンスタントに続けられる自分に合った軽い運動をすること、です。

体を軽く動かす体操でも、キャッチボールでもバットの素振りでも、軽いジョギングでも、楽しくできる適度な運動であれば何でも構いません。

キャッチボールをしたり、公営プールに泳ぎに行ったり（平泳ぎは首に負担をかけるのでNG）、卓球をしたりといったことでも、仕事帰りにバッティングセンターに寄る、公共施設でやっているエアロビクスや気功、踊り・ダンス教室に通う、里山トレッキングなどに出かけるといったことでもよいでしょう。

体調や体力を考えて、無理なく、楽しみながら、少しずつでも継続できそうなものを見つけて、体の筋肉を落とさないようにしましょう。

立って座って、こまめに動き回ろう！

運動という面でもう一つ大事になってくるのは、仕事でも家にいるときでも「座ってばかりいないでとにかく動け」ということです。

立ったり座ったり、行ったり来たりして、子どものようにちょこちょこ動き回る。

実は、それだけで筋肉がついて首を守ることになるからです。

立ち上がる、座る、歩くをはじめ、ドアを開ける、モノを取る、階段を行き来する、洗濯物を干す、トイレに行って用を足すなど、日常の何気ない動作には、すべて筋肉の動きが必要です。立ったまま何かをするにしても、体重を支えるために足の筋肉が使われています。

筋肉は体を動かさなければついていきません。日常動作をこまめにやるだけで筋肉が使われるのですから、これほどいい運動はないのです。

しかも、立つことで首にかかる力が腰から足に分散されていくため、頭を支える負担から首も解放されます。

テレビの前にどっかりと座って動かない。新聞やお茶は奥さんに持ってこさせる。動かなくてもすむように手の届く範囲内に必要なものを置いておく。何時間もデスクに座りっぱなし。このような座ったまま動かない生活では、筋肉は衰えていくばかりで首もダメになっていきます。

立って歩いてこまめに動き回る。これが一番手軽な予防策であり、首を悪くしたときのリハビリにもなるのです。

首を健康にする簡単トレーニング

こまめにちょこちょこ体を動かすことに加えて、わずかな時間で気軽にできる首のためのトレーニングも取り入れてみてください。

ここでは、いつでもどこでもすぐにできるトレーニングをご紹介しておきます。いずれも、首の負担を減らし、なおかつ体の筋肉をつけて首を強くしてくれます。デスクワークやパソコン仕事の合間、家事や作業の合間に、休憩を兼ねてぜひ行っていただきたいと思います。

■カンタン腕立て伏せ

腕立て伏せは、腕や胸などの上半身の筋肉を鍛えてくれます。筋肉が強くなることによって腕や胸が首にかかる力を支えてくれ、首の負担が軽減します。

「腕立て伏せ」となっていますが、紹介するのは一般的にイメージされるようなハードなものではなく、体力のない人でも、首にトラブルが出始めている人でも、無理なくできる腕立て伏せです。

体力や筋力に自信のない方は「レベル1」から始めて、体力がついてきたところで「レベル2」に進んでください。ある程度体力や筋力がある方は、「レベル2」から始めてみましょう。

どちらも一日30回が目標ですが、トータルで30回になるように区切って行ってもらって構いません。

【レベル1】壁腕立て伏せ

①壁から30～40センチほど離れて立ち、胸の高さで両手を壁につけます。
②かかとを床につけたまま、両方の肘を曲げたり伸ばしたりして、壁に向かって腕立てをします。

＊ポイントは、腕の筋肉を意識しながら行うことです。つらい場合は、どちらかの膝

を曲げて行ってみてください。

【レベル2】斜め腕立て伏せ

①体を斜めにして両手を真っ直ぐ机につけます。机との距離は、体力のない方は30〜40センチ、身長が高い方や体力のある方は50〜60センチが目安です。

②かかとを床につけたまま、両肘を曲げたり伸ばしたりして、机に向かって腕立てをします。

＊オフィスのデスク、ダイニングテーブルぐらいの高さの机を使います。背中が丸まらないように、首と背筋を真っ直ぐにして行ってください。

「レベル2」がラクラクできるようになり、現在、どこにも痛みがないという方は、床を使った通常の腕立て伏せに挑戦していただいてもよいと思います。

やる場合は無理をせず、できる範囲で腕を曲げ、一日10回程度を目安に始めます。

レベル1 壁腕立て伏せ（1日30回程度）

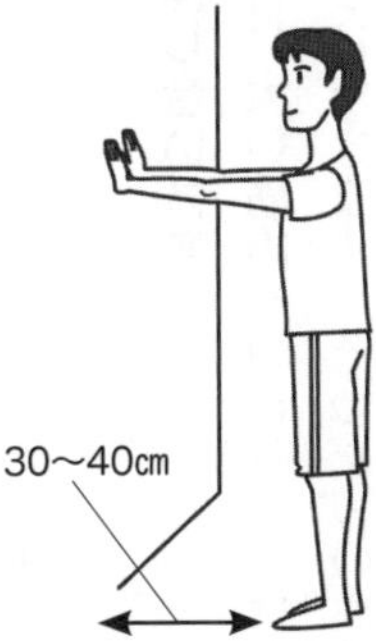

①壁から30〜40㎝離れ、両手を胸の高さに持ち上げて壁につく

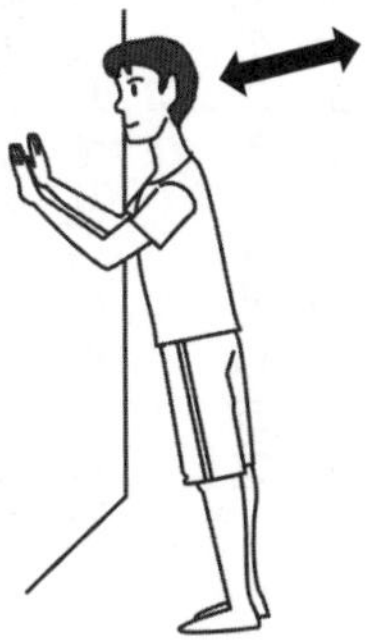

②かかとを床につけたまま、両手の肘を曲げ伸ばしして、壁に向かって腕立て伏せをする

レベル2 斜め腕立て伏せ（1日30回程度）

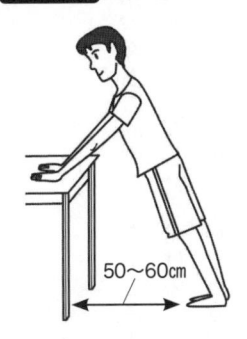

①机から50〜60㎝離れて立ち、両手を伸ばして机につく

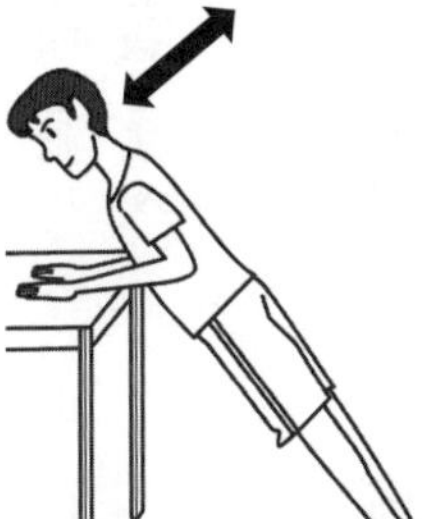

②かかとを床につけたまま、両肘を曲げ伸ばしして、机に向かって腕立て伏せをする

首にトラブルを抱えている人でも行える
カンタン腕立て伏せ

体力・筋力がついてきたら少しずつ回数を増やしてみてください。

■押し合い体操

首に太い筋肉をつけることはできませんが、今ある筋肉の力を落とさず、維持することはできます。そのための簡単な体操が、頭と手を押し合うだけのこの体操です。体を動かさず、座った姿勢でできるので、待ち時間や思いついたときなどにちょこちょことやってみてください。トータルで一日10回が目安です。

●後頭部と手を押し合う

両方の手の指を組んで後頭部に当てます。頭を動かさないようにして、両手と頭に力を入れて互いに押し合い、3つ数えて力を抜きます。

●おでこと手を押し合う

両手を重ねておでこに当てます。同じように、頭を動かさず、両手と頭に力を入れ

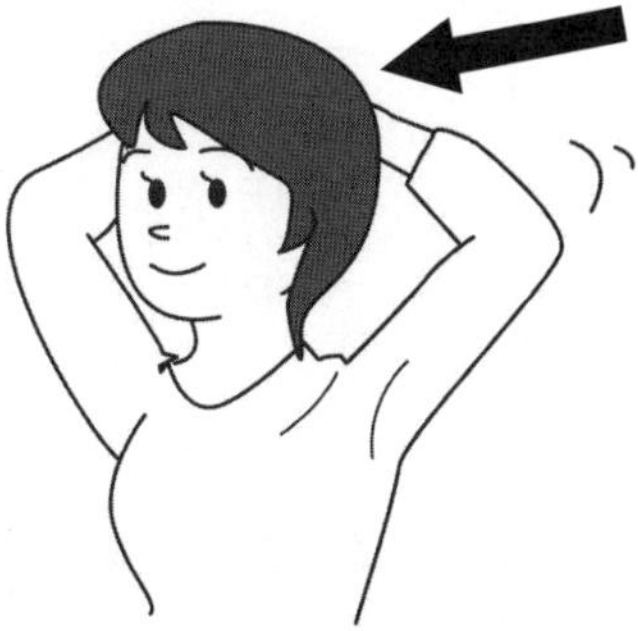

●後頭部と手の押し合い（1日10回）

①両手の指を組んで後頭部に当てる
②頭を動かさないよう、両手と後頭部を押し合う

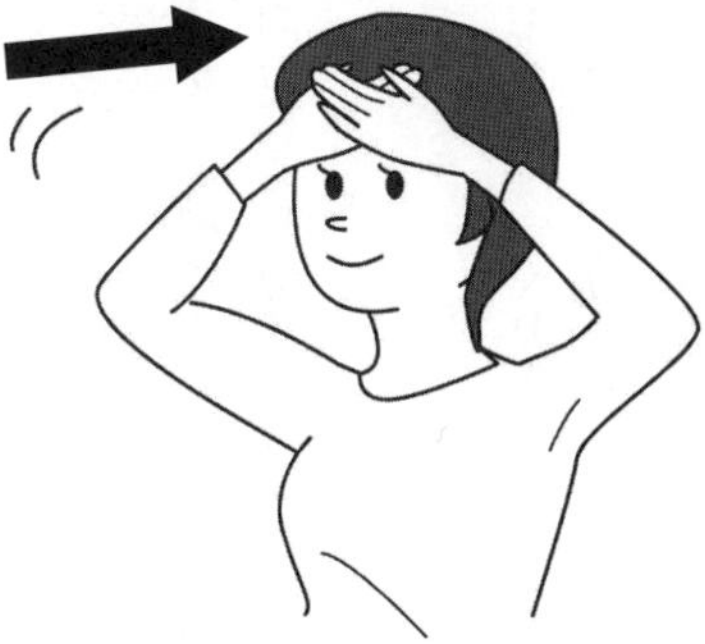

●おでこと手の押し合い（1日10回）

①両手を重ねおでこに当てる
②頭を動かさないよう、両手とおでこを押し合う

毎日続けることで首の筋肉が少しずつ強化される

て互いに押し合い、３つ数えて力を抜きます。

■ゆっくりもも上げ体操

お腹から足にかけての筋肉を強くしておくことは、首の負担を軽くすることにもなります。効果的なのは階段の上り下りですが、高齢で心肺機能や足腰が弱ってきている方は、この体操で少しでも下半身の筋肉の衰えを防ぎましょう。

①壁や柱の近くに横向きで立ち、片手をつきます。
②ついた手で体を支えながら、片方の太ももをゆっくりと、できるだけ高く持ち上げて、ゆっくり下ろします。ポイントは、ゆっくりと動かすことです。
③次に、もう片方の太ももを同様に、ゆっくりと上げて下ろします。

両足で1回として、30回行います。1セット10回として、一日の中で3回に分けて行っても構いません。慣れてきたら壁や柱を使わず、その場で立って行ってみましょ

●もも上げ体操（両足１回として1日30回程度）

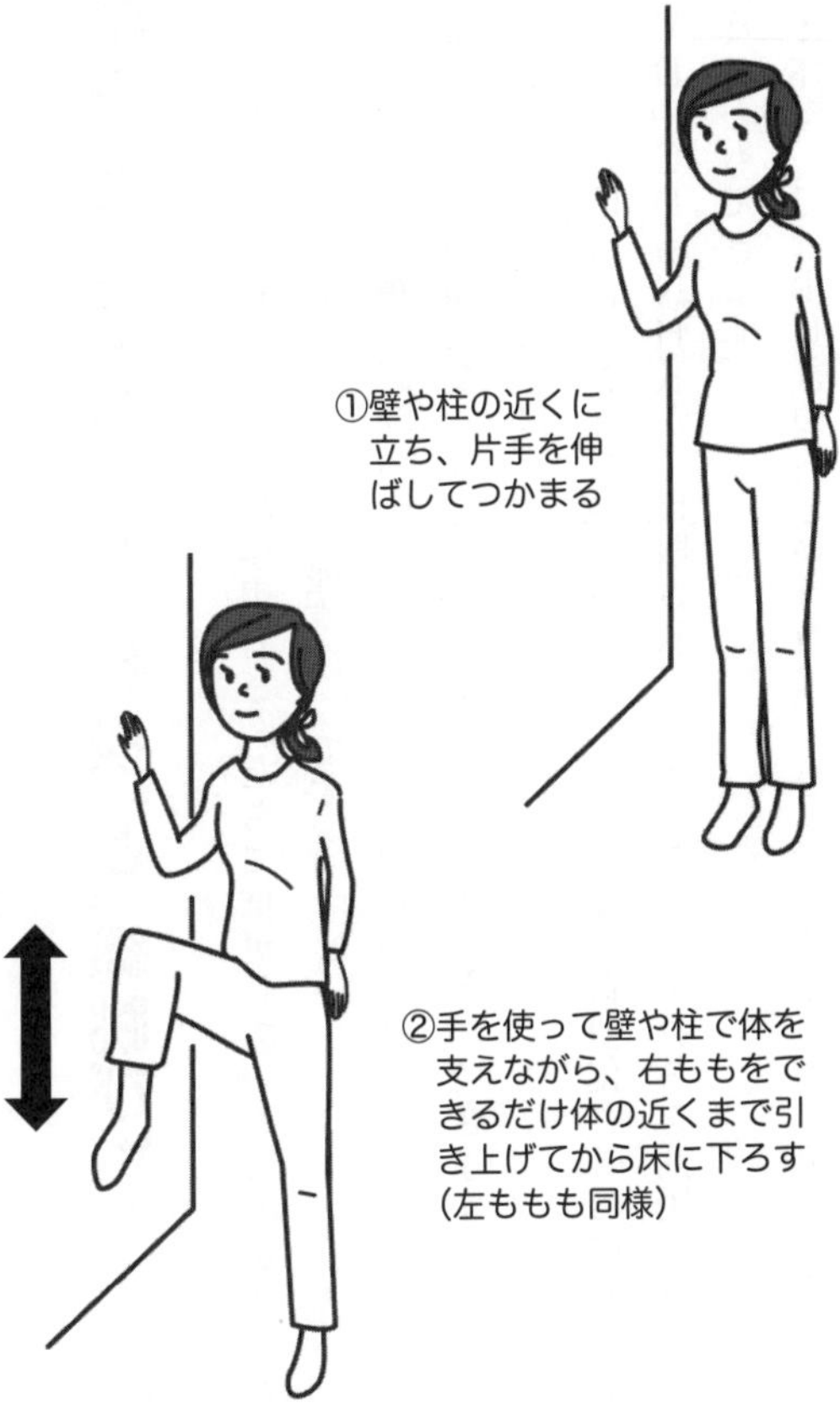
①壁や柱の近くに立ち、片手を伸ばしてつかまる
②手を使って壁や柱で体を支えながら、右ももをできるだけ体の近くまで引き上げてから床に下ろす（左ももも同様）

もも上げ体操で太もも（大腿四頭筋）を強化できる

う。バランス感覚が養われ、筋肉もさらについて転倒しにくくなります。

毎日やるなら「ラジオ体操」と「縄跳び」

毎日続けられる運動として、私が患者さんたちに推奨しているものがあります。一つは「ラジオ体操」、もう一つが「縄跳び」です。

「ラジオ体操」は、短い時間の中に効率よく全身運動が組み込まれています。

正しく行うと筋肉痛になるほど全身の筋肉を動かすことができますし、それでいて体に負担がかからないようにプログラムされています。

毎朝決まった時間にラジオで放送されるため、運動を習慣化させるにも最適でしょう。ＤＶＤやＣＤもＮＨＫから市販されていますから、それらを活用すれば好きなときに行うこともできます。

「ラジオ体操」では少しきついという方は、もう少しゆるめの「テレビ体操」もあります。

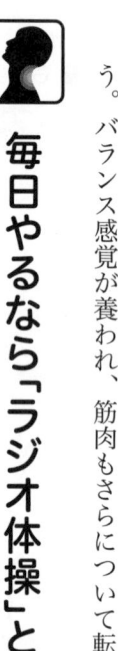

体操には首を回したり肩を回したりする動作もありますので、無理をせず、自分の状態やペースに応じて行うようにしてください。

もう一つの「縄跳び」も首の健康には効果的です。縄跳びは、首を上げた姿勢を保たなければ長く跳び続けることができません。つまり、縄跳びをするだけで、姿勢が自然とよくなり、悪い姿勢が矯正されるのです。

実際に縄を持って行ってもよいのですが、それだと縄が引っかからないように、ある程度のスペースが必要となります。そこで私が勧めているのが、**縄を持たないで縄跳びをする「縄なし縄跳び」です。これなら場所を選びません。**

最初は一日2〜3分、回数なら100回くらいからスタートして、慣れてきたら一日5分に時間を伸ばしてみてください。

首の矯正と疲れ取りには「大の字」がイチバン

首にとって最も力がかからずラクな姿勢とは、仰向けに寝た姿勢です。重力は下に働くので、立っていても座っていても、体が起きている限り首は頭の重さを受け止めなくてはなりません。

しかし、仰向けに寝た姿勢だと、頭の重さは床が受け止めてくれます。**重い頭から解放されて、首の負担がゼロになる**のです。

外にいるときやオフィスの中では難しいかもしれませんが、自宅にいるときは5分でよいので床にゴロリと横になり、首を休ませてあげてください。

そのときのポイントは、畳などの硬さのある床の上に直接仰向けになるということです。布団の上やカーペットの上だと柔らかすぎてしまいます。フローリングの床であれば最適です。

硬い床がよいのは、体が下に沈まず、背骨が真っ直ぐに伸びるからです。それによって頸椎も真っ直ぐに伸び、首の休息と同時に、頸椎から腰椎にかけての矯正にもなります。

できれば枕もしないほうがよいのですが、後頭部が床に当たって痛いという人は、折り畳んだタオルか、パンヤもしくは羽毛の薄い枕を頭の下に敷いてみてください。

仰向けになったら、手のひらを上にして両手を横に広げ、足を軽く開き、全身の力を抜いて「大の字」の状態になります。膝は自然に曲げた状態にし、全身ダラーンとリラックスさせて横たわります。

そして、腰から頭までが一直線になっていることを意識しながら、真っ直ぐ伸ばしていきます。軽くあごを上げるような心持ちで、首の骨もゆっくりと伸ばしていきましょう。手足はダラーンとリラックスさせておきます。

併せて、後頭部を床にグッと押し付けて、ゆっくり20まで数えるという動作を2～3回行ってみてください。首の筋肉の強化に効果があります。

なるべく硬い床に仰向けの姿勢で寝る。5分間、腕を体の横に置いて足をリラックスさせた状態でいる

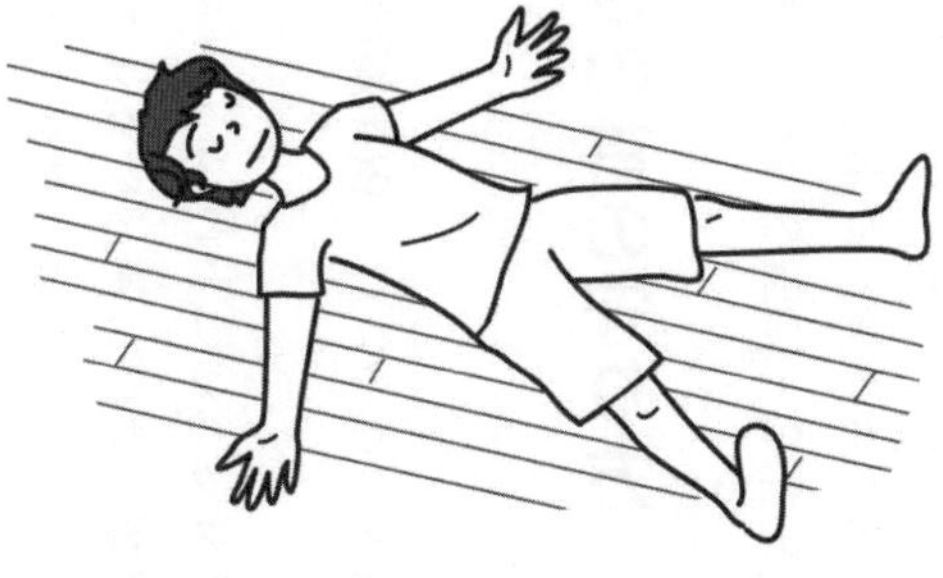

「大の字」で首こりを防ぐ！

横になっている時間は、最低でも3〜5分。後は好きなだけ横になっていても構いません。10分でも20分でも、あるいはそのまま寝てしまっても構いません。

ただゴロンと床に寝転がるだけですが、首への効果はバツグンです。これを習慣にしてもらっただけで首の調子がよくなった患者さんも多く、「すごくリラックスできる」という声もよく聞きます。

家に帰ってきたら、まずは床に大の字になって3〜5分寝転ぶ。これをぜひ習慣にしていただくとよいでしょう。

覚えておきたい「イザ」というときの首の守り方

交通事故やバイク・自転車での落車・衝突、足元を踏み外しての階段での転倒、あるいは滅多にないことですがケンカに巻き込まれたり、モノが飛んできたりして首のあたりに攻撃を受けるなど、突発的に首のケガにつながる場面はいろいろあります。

そうしたときに、とっさに首を守る姿勢を知っているかいないかは、多少なりともケガの度合いに影響します。その場になったときに実際にできるかはともかく、知識としてぜひ覚えておいてほしいと思います。

守るべきは頭と首です。頭の場合、頭頂部や前後の部分と比べて横側は弱くできています。これは側頭骨が薄いためで、野球のヘルメットも横側は特に厚く防護されていますね。

したがって、**側頭部と首を同時に守れる姿勢をとることが重要**です。

具体的には、両腕で頭を抱え、前腕の部分で側頭部と首をガードし、肘で胸をガードします。首はあらかじめ前に曲げておきます。「あっ！」と思ったときにとっさに

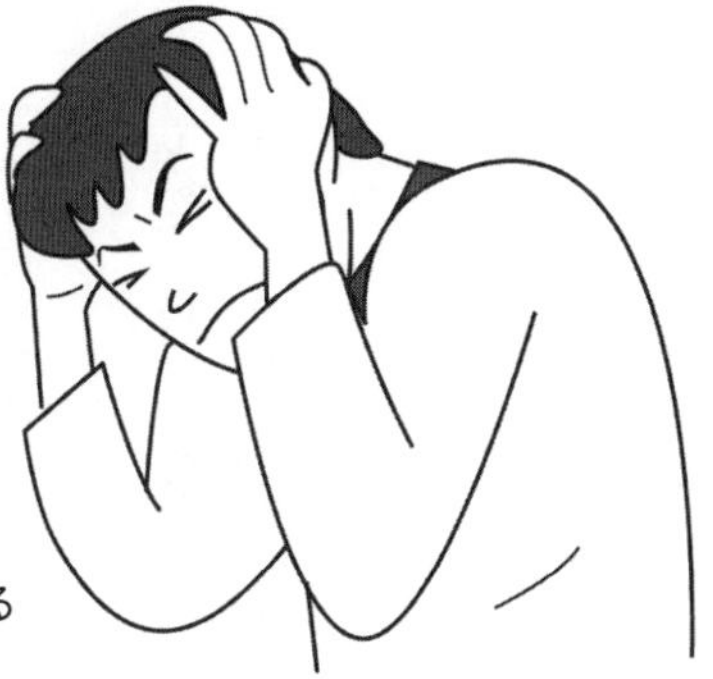
首を前に曲げて
腕で側頭部、
肘で胸をガードする

とっさの防御姿勢で首を守る

この姿勢がとれたら、首へのダメージも変わってきます。

もう一つ、車に乗っていて衝突事故に遭ったときの防御姿勢もご紹介しておきましょう。

まずドライバー席に座っている場合は、頭をハンドルにつけて首を曲げ、両手でハンドルを抱きかかえるような体勢を取り、足を前方に突っ張ります。助手席と後部座席に座っている場合は、膝を曲げて、頭と首を抱えるようにして体を丸め、シートに横になります。

こうした防御姿勢を知っているだけでもイザというときに役立つでしょう。できたら、日頃から防御姿勢の取り方の練習やイメージトレーニングをしておかれるとよいと思います。

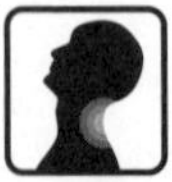

重い荷物はこうして持つ

重たい荷物を持ち上げるとき、持ち運ぶときの姿勢も首に影響します。

首にとってよくないのは、膝を伸ばしたまま体を前に曲げて、体操の前屈姿勢のような形で持ち上げることです。この姿勢だと、首はもちろん、腰にも大きな負担がかかり、首も腰も痛めかねません。

下にある重い荷物を持ち上げるときは、膝を軽く曲げ、腰を若干落とし気味にして、**首を下に向けないように気をつけながら持ち上げます。**

手荷物がいくつかある場合は、どちらか片方の手だけでまとめて持ち運ぶことは避け、左右の重さが均等になるように荷物を分けて、両手で

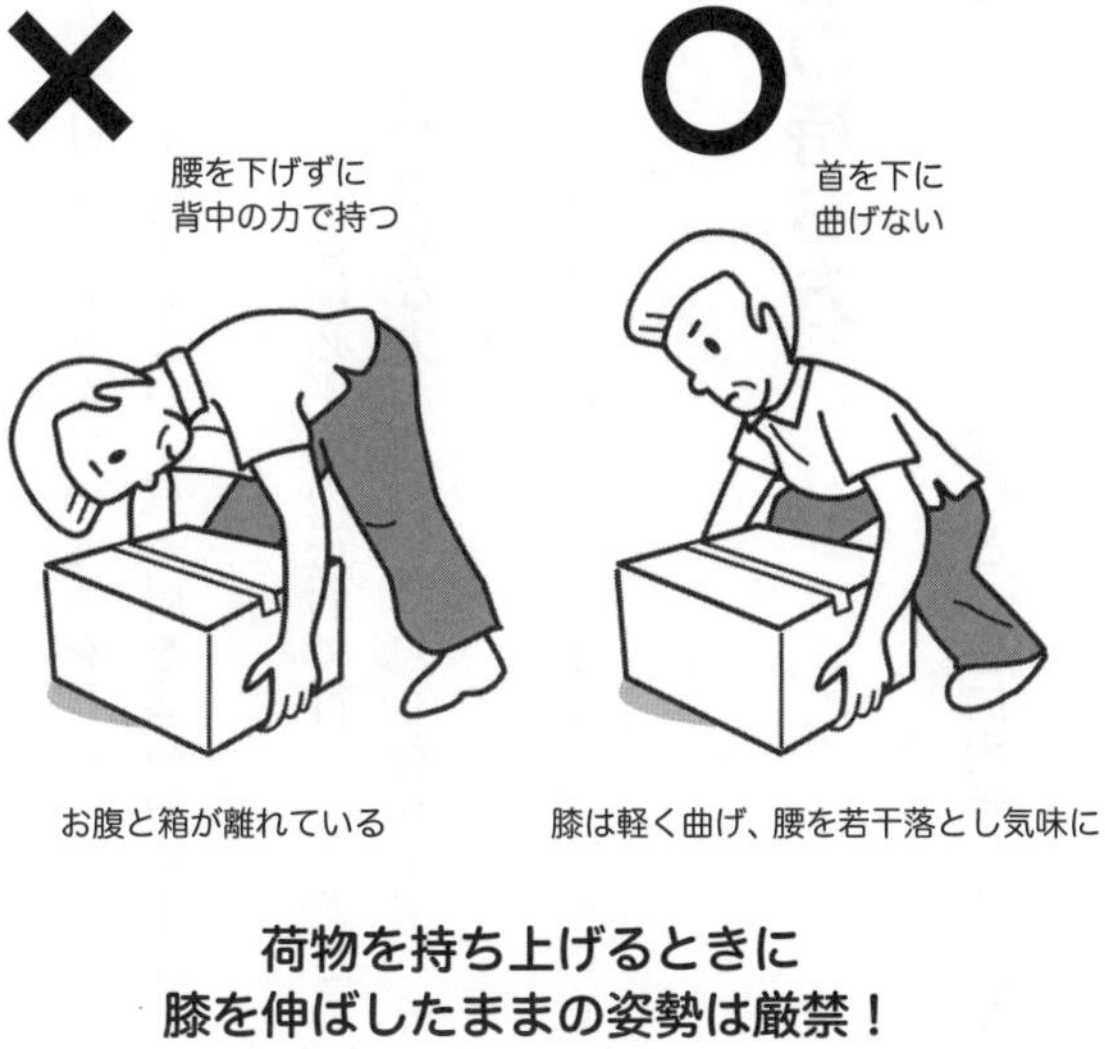
×
腰を下げずに
背中の力で持つ
お腹と箱が離れている
○
首を下に
曲げない
膝は軽く曲げ、腰を若干落とし気味に

荷物を持ち上げるときに
膝を伸ばしたままの姿勢は厳禁！

持ち運ぶようにしましょう。

買い物袋を2つ3つ一緒にして片側の手だけで持ち運んでいる方を見かけますが、これでは首が傾いて負荷のかかるバランスが崩れてしまい、首や肩を痛めやすくなります。

また、モノを持ち上げたり、下ろしたりするときは必ず体の正面で行ってください。体をねじってモノを取ろうとすると、首や肩に無理な力が加わりやすくなります。それが原因で、やはり首や肩を痛めたりすることもあります。

荷物を持ち上げる動作一つでも、首を守るか痛めるかは変わってきます。首への意識を忘れず、横着をしないようにしましょう。

意外と大事なペン&箸の持ち方

小さなことのようですが、**ペンや箸も正しい持ち方をしないと、首に大きな負担がかかります。**

たとえば、ペンの先のほうを持って、手首を内側に巻き込むようにして書く方がいますが、このような持ち方をすると紙と目との距離が近くなり、紙をのぞきこむような形となって、おのずと姿勢は前屈みになってしまいます。

箸の持ち方にしても、正しい持ち方をしていないと上手に食べ物をつかむことができず、口を食べ物のほうに近づけようとして、首を前に突き出した前屈みの姿勢をとりが

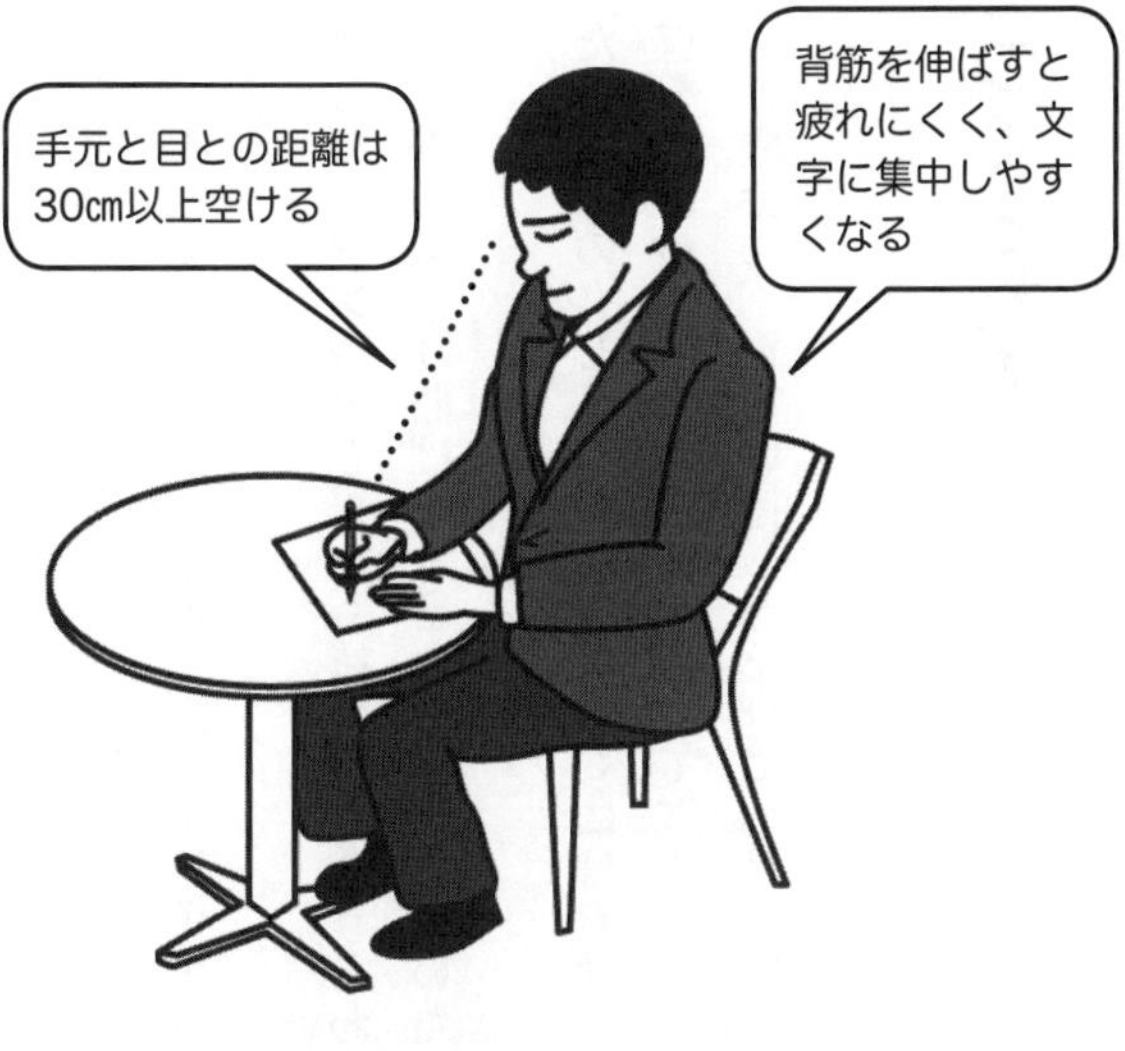
背筋を伸ばすと疲れにくく、文字に集中しやすくなる
手元と目との距離は30㎝以上空ける

お腹と机との間に拳1つ分の隙間を空けるのがちょうどよい

ちになります。

ペンを使って書きものをする。箸を使って食事をする。これらはほぼ毎日行うことです。塵も積もれば山となるように、1回1回は小さな負担でも、積み重なれば首への影響は大きくなります。

目と対象物との距離を30センチ離して、ペンや箸を正しく持ってもらうとわかりますが、その姿勢だと背筋を伸ばして、首をあまり曲げることなく、字を書いたり、食べ物を口に運んだりできます。

小さい頃から身についてしまった持ち方のクセは、なかなかすぐには直せないかもしれません。けれども首を守り、首をいたわるということを考えて、悪いクセや習慣を見直してみることも必要です。この機会に、正しい持ち方を身につけていただくことは大切だと思います。

健康な首は「枕」でつくられる

枕一つで睡眠の質が違ってしまうことは、皆さんも経験済みでしょう。また、枕の選び方次第で首への負担が違うことも、すでにご存知の方が多いと思います。実際、首の健康を考えたら枕選びは大事です。

ただし、あまり神経質になる必要はありません。基本は、自分が快適に寝られることが一番です。

多少高さがあっても、そのほうが自分は寝やすいということであれば、それで構いませんし、枕はないほうがいいという方は、枕なしで寝ていただければよいのです。**実は、本当に首によい**

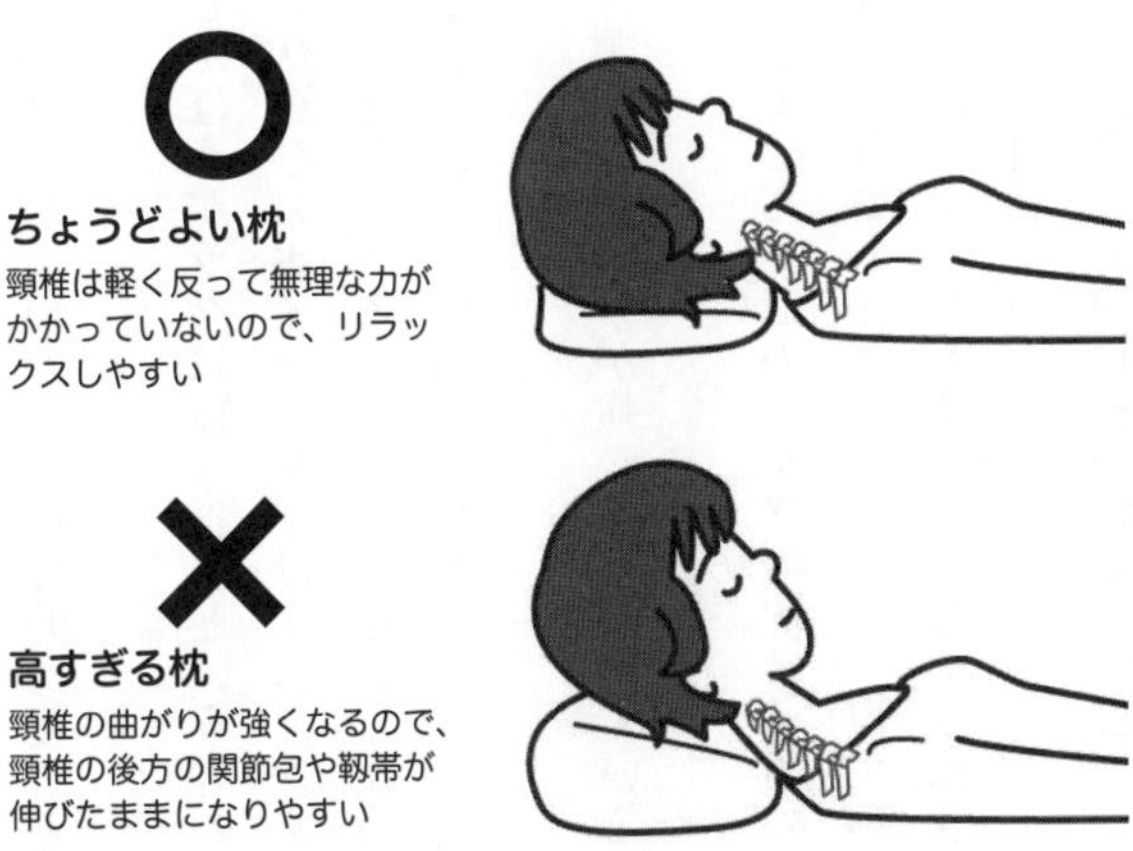
ちょうどよい枕
頸椎は軽く反って無理な力がかかっていないので、リラックスしやすい
高すぎる枕
頸椎の曲がりが強くなるので、頸椎の後方の関節包や靭帯が伸びたままになりやすい

首の健康に欠かせない枕選び

のは**「枕をしないこと」**ですから、枕なしのほうがよい方は、理想的な寝方と言ってよいわけですね。

とはいうものの、割合としては、枕をしたほうがラクに寝られるという方のほうが多いと思います。そこで、首のためによい枕選びのポイントを挙げておきます。

寝ている間に首に負担をかけないということを考えると、使ってほしくない枕の筆頭が、硬くて高い枕です。特に、そばがらがパンパンに詰まったような硬い枕はやめてください。

硬いうえに高さが高すぎる枕を使うと、頸椎の曲がりが強くなり、寝ている間も首に負担がかかり続けます。

また、低反発タイプの枕もあまりお勧めしません。このタイプの枕は、頭の形に合わせてくぼみがつくため、ともすれば頭部が固定されやすくなります。寝ている間も人の体はあちこちに動きますから、一つの型にはまってしまうような枕は動きの自由度を奪い、首におかしな力がかかりやすくなる可能性があります。

反対に、**首への負担が少ない枕の条件は、大きくてやわらかめであること、**です。

素材としてはパンヤや羽毛を使っているものなどです。大きさは、肩までかかるくらいの大きさがあるといいでしょう。やわらかい枕は頭を乗せると重みでしぼんでいくので、高さはあまり気にしなくてよいと思います。

さらに、同じ枕を2、3個用意して横に並べておくと、寝ている間にごろごろ動き回っても枕が外れません。

体の動きに合わせて首も自由自在に動けることが一番大切なことですので、動きに順応するやわらかくて大きめの枕を選び、どこに動いても首が落ちないように、枕を横長に並べて寝るようにしていただくとよいでしょう。

寝具の選び方も気をつけよう

睡眠は毎日のことですし、よい睡眠は健康のためにも欠かせません。ですからベッドや布団も、基本的には最も心地よく眠れるものを選んでいただけばよいと思います。

ただ強いて言えば、**布団に関しては枕とは反対に、硬めのものにしたほうが首に負担**

がかかりません。

寝具はやわらかめのほうがいい、布団はフカフカが好きという方も多いと思いますが、やわらか過ぎるベッドや布団は、背中やお尻が沈んでしまい、背骨が歪みます。それによって頸椎も前屈したような状態となり、首に無理な力がかかってしまいます。

理想は硬い床の上に薄い布団を敷いて寝ることです。しかし、これでは硬すぎてかえって眠れないという方も出てくることでしょう。

ある程度の厚みとやわらかさがあるもので構いませんが、くれぐれもやわらかすぎないように気をつけてください。**首の健康のためには、横になったときに体が沈むような布団は避けたほうがよい**のです。

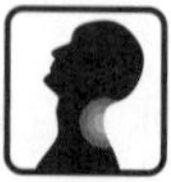

首にやさしい入浴法

湯船に浸かって体を温めると、首を通る頸動脈や椎骨動脈の血流もよくなり、首や肩のこりに効果があります。

熱すぎない湯温で湯船に肩まで浸り、体の力を抜いて浴槽に自然に体を預け、あごを少し上げてゆったりするると、心身がリラックスして健康にもよく、首にもやさしい入浴ができます。

ただし、**頚椎のヘルニアがある方の場合、急性期は湯船には浸らず、シャワーのみにとどめてください**。急性期とは、発症して1ヵ月ぐらいの期間です。痛みが非常に強い時期は、温めることで痛みが増します。症状が消えるまではシャワーで我慢しましょう。

痛みが消えたら湯船に浸って大丈夫ですが、熱いお湯は避け、しばらくはぬるめのお湯に浸るようにします。熱いお風呂が好きな方も、温度を上げるのは症状が消えて状態がよくなってからにしましょう。

首の健康維持においてお風呂で一番気をつけていただきたいのは、湯船に浸ることよりも洗髪の仕方のほうです。シャワーを使うにしろ、手桶で湯船からお湯を汲んで洗うにしろ、**前屈みで髪を洗う姿勢は首によくありません**。

いわゆる「床屋さん方式」の洗い方ですが、繰り返してきたように、首を前側に屈曲させる姿勢は首の健康にとって大敵です。このような洗い方が習慣になっている方は、首を後ろに反らせて洗うことを心がけてください。

ゆすぐときも、お湯を上方もしくは後方からかけるようにして、首を前に倒さないようにします。すなわち「美容院方式」の洗い方です。

首を守るためにも「床屋さん方式」ではなく、「美容院方式」で洗うようにしてみてください。

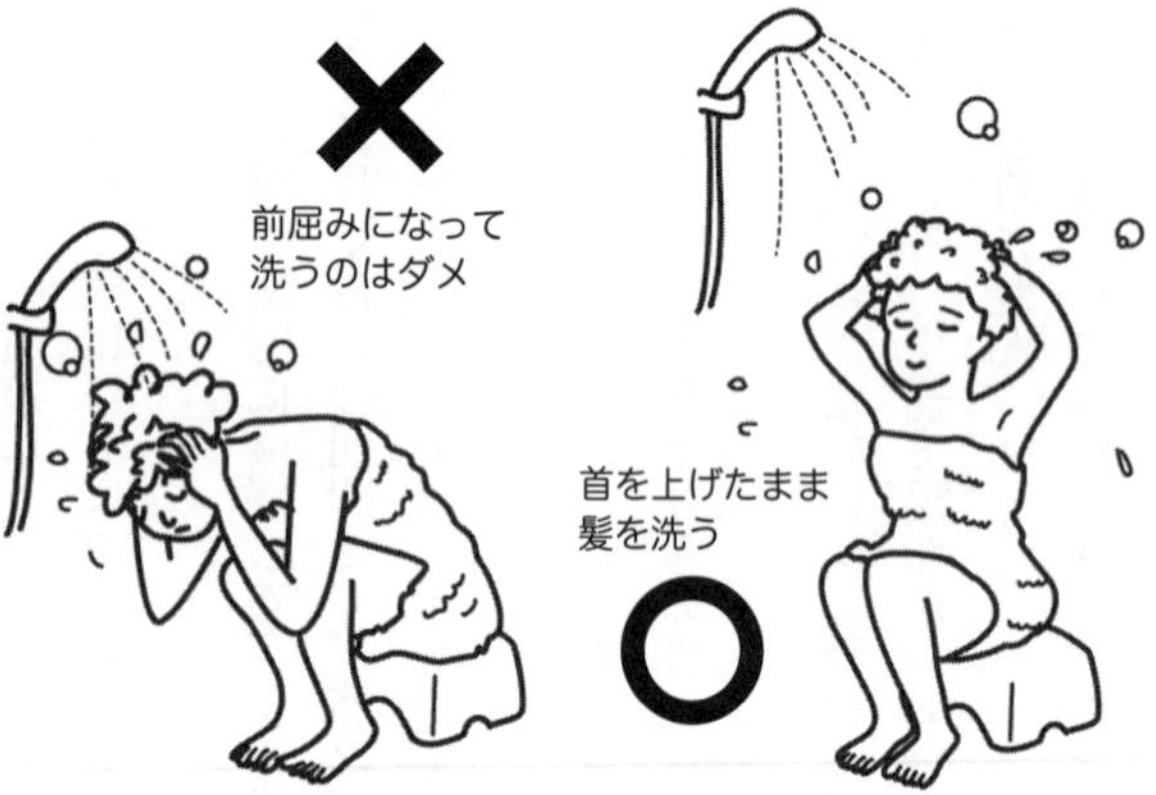
×
前屈みになって
洗うのはダメ
首を上げたまま
髪を洗う
○

首を守るため前屈みの洗髪は厳禁！

首によい食事の三ヵ条

言うまでもなく、健康を保つことと食生活は非常に密接に関係します。食生活が悪ければ病気につながりやすくなりますし、よい食生活であれば健康も保たれやすくなります。

体全体が健康であることは首の健康にも影響してくるため、まずは**栄養バランスのよい食事を心がけることが首によい食生活の基本中の基本**です。

そのうえで、普段から意識していただくと首の健康維持に役立つ「よい食べ方の三ヵ条」があります。

●第一条　カルシウムとビタミンDとタンパク質で骨の健康を保つ

体内の骨を強化するということは、当然ながら首の骨である頸椎を強くすることにもつながります。骨粗しょう症の予防や改善にも、骨の強化によい食事を摂ることは大切です。首を支えているのは骨ですから、骨が強くなれば軟骨にかかる負担もやわらげることができます。

骨を強くするうえで欠かせない栄養素には、骨を作る成分であるカルシウム、カルシウムの吸収を助けるビタミンD、骨の組織の結びつきを維持するタンパク質の3つがあります。

食材では、乳製品、ちりめんじゃこなどの小魚類、小松菜、干しシイタケ、青魚、きのこ類、豆腐や納豆などの大豆製品、赤身肉、鶏肉などを摂るようにするとよいでしょう。

タンパク質は筋肉などの組織をつくる成分でもあるので、カルシウム、ビタミンD、タンパク質をバランスよく摂り入れることは、骨だけでなく筋肉も健康にし、首の健康にも大変有効です。

●第二条　軟骨組織の合成をサポートしてくれる食材を摂る

椎間板や靱帯をつくる軟骨組織は、いったん減ってしまうとその分を元に戻すことはできません。軟骨量を直接増やすといったこともできないため、軟骨組織を守るには、加齢などによる組織の減少を少しでもゆるやかにすることを目指しましょう。

そのためには**軟骨の成分となるコンドロイチンや椎間板の組織であるコラーゲンが補える食生活を心がける**とよいと思います。

「ムコ多糖類」という物質の一種であるコンドロイチンもコラーゲンも体内で合成される成分ですが、年齢とともに合成能力は下がっていきます。ですから、この2つを含む食材をバランスよく摂取して合成を助けることも大切です。

コンドロイチンは、納豆、ヤマイモ、オクラ、なめこ、海藻、うなぎ、鶏がらスープなど、コラーゲンは、スペアリブ、牛すじ、手羽先、鶏の軟骨などに多く含まれます。

●第三条　硬過ぎる食べ物は避ける

強く噛みしめる動作は、あごや歯に多大な負担をかけるだけではなく、首にまで大きな力がかかることになります。カリカリポリポリといった程度であれば問題はありませんが、とても硬いおせんべいをバリバリ食べることが好きという方は注意してください。

力を入れて引きちぎらなければ食べられないもの、力まかせに噛み砕く必要があるものなどは、首への影響を考えると控えたほうが賢明です。また、そのような食べ方もしないようにしましょう。


よく言われているのは「**食べ物が体をつくる**」ということです。冒頭でも触れたように、何かに偏りすぎる食事や栄養バランスの悪い食事は、首の健康にとってもよくない食事です。

ここで紹介した栄養素も、「首にいいから」とそれだけを集中して摂るのではなく、食生活全体の中にバランスよく組み込んで摂り続けることを大事にしてください。

コラム

ゴルフやヨガは首によくない!?

運動は首の健康維持に欠かせないものですが、なかには首にあまりよくないスポーツもあります。

代表的なものは、ラグビーや格闘技、相撲、柔道のような体をぶつけ合うスポーツです。首へのダイレクトな衝撃を受けやすいため、首を痛めるリスクが高いというのが理由です。

ほかにも、首のことを考えると注意していただきたいのがゴルフとヨガ。どちらも正しいフォームでやる限りにおいては首への悪影響はありません。しかし、**フォームやポーズが正しくないと、首を痛めることにもなりかねない**のです。

たとえばゴルフです。プロゴルファーは、上半身を曲げず、膝を少し曲げて下半身で打っています。ところが一般ゴルファーの方の場合、下半身の筋力がそれほど強くないうえ、飛距離やスコアを気にして、上半身に力の入った前屈みのフォームになりやすいのです。体に余分な力が入ったままクラブを振ると、体が不自然によじれて首に大きな負担がかかります。

したがって、まずは下半身の筋肉をつけるようにすること、正しいフォームで打つことを大事にしてください。プレーの前に十分な準備運動をする、飛距離やスコアにこだわり過ぎず、ゴルフを楽しむといったことも首を痛めないための秘訣です。

また、ヨガも、自己流で行うと体を曲げる際に無理をしてしまい、首を痛める原因となります。ヨガのポーズには、首で支える必要があるものも含まれているので、なおさら自己流はリスクがあります。激しい動きを伴うパワーヨガも要注意です。

ヨガは優れた健康法ですが、行うのであればインストラクターの指導のもと、正しいポーズで行うようにしてください。

第5章

Q&A
気になる「首の問題」相談室

Q1 寝違えてから首の調子が悪いです。どうしたらいいでしょうか？

——痛みが数日続くようなら、首の病気も考えられる。

寝違えは、自分の体をコントロールできない睡眠状態にあるとき、無理な体勢や姿勢が続くことで起こりやすくなります。

枕が合わない、小さくて硬い枕を使っている、疲労や深酒、ストレスなどで寝ている間も体が緊張や硬直を起こし、寝がえりに体がついていかず、限界以上に首をひねってしまったことがよくある原因です。

寝違えたときは首を無理に動かさず、2～3日安静にして様子をみます。寝違えた直後は痛みも強いので、我慢できないようなら湿布薬を貼ったり、痛み止めを飲んだりして少し痛みを緩和させる方法もあります。

単なる寝違えであれば、そのようにして首をいたわることで徐々に痛みも治まり、自然に治っていくでしょう。

ただし、数日経っても痛みがずっと続くようであれば、医師の診察を受けてください。それから痛みが首だけなのか、背中や腕のほうにも痛みはあるか、あるいは手のしびれや手に力が入りにくいといった症状がないかをチェックしてみてください。もし、そのような症状が見られたら、寝違えではなく首の病気も考えられます。その場合は、すぐに整形外科を受診しましょう。

Q2 五十肩になってしまいました。どうしたらいいでしょうか?

——肩以外にも痛みの広がりがあるようなら、首のトラブルを疑う。

五十肩になると、肩を動かしたときに痛みが走り、手を上げられなくなります。程度は人によってそれぞれで、痛みが強く、ほとんど動かない人もいれば、ある程度は動く人もいます。痛みがかなり強くて、手がほとんど上がらないという場合は、医師の診察を受けたほうがよいでしょう。

五十肩が起こる原因はいろいろあるとされていますが、一つは肩の腱板という靭帯組織の力が年を重ねるごとに弱くなることです。腱板の押さえる力が弱まり、上腕骨と三角筋とのバランスが崩れて、筋肉の力によって上腕骨が上昇し、鎖骨に当たることで痛みが生じるというのが主な原因です。

きっかけは手をねじった、変な動作をしたといったもので、一時的に上腕骨が鎖骨に当たって炎症を起こした場合が多く見られます。加えて、その後もちょっと無理な動作をしたりすることで、痛みが起こるようになります。

肩だけを動かしたときに痛みが生じる場合は、いわゆる「五十肩」と考えてよいのですが、なかには首に原因があって五十肩の症状を起こしていることもあるので注意が必要です。

見極めとしては、痛む場所が肩だけなのか、あるいは首や頭も痛むなど痛みの広がりがあるかどうか。そして、腕全体が痛んだり、手がしびれたりしていないかどうか。

もし肩の痛み以外にこうした症状があれば、首のトラブルからきていることも考えられるため、すぐに整形外科に行ってください。また何ヵ月経っても治らない、痛みが非常に強いというときも医師の診察を受けましょう。

そうした症状が特にないなら、1〜2日安静にして、痛みが落ち着いてきたら少しずつ肩を動かす軽い運動を行っていきます。

仰向けに寝て、肩に痛みのあるほうの手首を、もう片方の手でつかみ、万歳をするようにゆっくり動かしていきます。

また、1キロぐらいの重さの紙袋を痛む側の手で持ち、前屈みの姿勢になって前後左右にゆっくり、振り子のように腕を振ります。このときテーブルの上などにもう片方の腕を置いて、体を支えながら行うとよいでしょう。紙袋の代わりにアイロンを使っても構いません。

これを1週間ぐらい毎日続けてみてください。

やってはいけないのは肩を開いたり、腕を無理に上げたりすることです。腕を横に上げるときは、いったん手を前に上げてから横に動かすようにし、モノの上げ下げも体の正面で行うようにしてください。

1週間ぐらい見て改善してくるようなら、症状がよくなるまで軽い肩の運動を続けます。それでもよくならない場合は、やはり医師の診察を受けたほうがよいでしょう。

Q3 交通事故でむちうち症になりました。なかなか症状がよくならないのですが、どうすればいいでしょうか？

――ヘルニアを起こしている可能性があるので、整形外科でよく診てもらう。

むちうちは、正確には「頸椎捻挫」「むちうち損傷」と言います。多くは交通事故により、首が大きく振られて頸椎を損傷する首の障害です。

むちうち損傷を起こして、症状がなかなか治らないという方は結構います。そういう方の場合、多くは頸椎椎間板ヘルニアを起こしている可能性があります。大きな衝撃によって捻挫を通り越し、椎間板が飛び出してヘルニアとなるケースがあるのです。

症状がなかなかよくならないということですが、その症状に手先のしびれがあったり、ひどい痛みが続いたりという症状があるのなら、ヘルニアの可能性がありますので整形外科でしっかり診てもらってください。

一方、しびれなどはなく、医師に診てもらったけれど首の病気はない。けれども、首の鈍痛がなかなか治らないというような場合は、むちうち損傷以外の原因も考えられます。

たとえば、精神的ストレスによるものであったり、生活面で首によくない状況があったりする、などです。

仕事で無理をしている、姿勢が悪い、睡眠不足になっている、運動が不足しているなど、生活が不規則になっていないか、体の筋肉を動かしているかどうかも見直してみてください。生活の中に原因がある場合は、生活を改善することで症状は薄らいでいくと思います。

Q4 スマートフォンを使い出してから、娘の猫背が進んだように感じます。首を悪くしないか心配なのですが、どうしたらいいでしょうか？

——下を向きっぱなしの姿勢は首にもよくない。真っ直ぐ持つように指導する。

スマートフォンがなかった時代から猫背は存在します。ですから猫背であることは、スマートフォンを使い出したことに原因があるのではなく、日頃から悪い姿勢でいることが習慣になっているのだと思います。

スマートフォンを使ったから猫背になるということはありませんので、猫背であることと、スマートフォンとは分けて考え、首を悪くしないよう気をつけてあげてください。

まず、猫背はやはり首にとってよくありません。したがって猫背にならないように、親御さんが正しい姿勢を教えて、悪い姿勢になるたびに注意することが大切です。ラジオ体操や縄跳びといった運動を一緒に行うなどして、体の筋肉を使う機会を増やしてあげるのもよいと思います。

スマートフォンに関して言えば、首にとって最もよくないのが下を向きっぱなしになることです。

首を前に曲げなければ首を痛めることもありませんので、スマートフォンを真っ直ぐに持って、姿勢よく使うことを大事にしてください。

また、長時間使い続けるのもよくありませんが、スマートフォンの場合はパソコンと異なり、何時間も連続して使い続けるようなことはないでしょう。疲れてきたら寝転んでいじったり、本人なりにいろいろと体勢を変えていると思います。ですから、それほど首については神経質にならなくてもよいと思います。

Q5 首を鍛えれば首のトラブルは防げますか？

——首を鍛えるより、体全体を鍛えることで、首への負担を減らす。

ご質問にあるように、「首を鍛えて筋肉をつけたら首こりはなくなるし、首の病気も治るんじゃないか？」と思っている方は意外と多いのですが、そもそも首を鍛えるということ自体できませんし、首の筋肉は、つけようと思ってもつけることはできないのです。

「でもスポーツ選手には、首に筋肉がついていて太い人がたくさんいるじゃないか」との声も聞こえてきそうですね。

確かに筋肉で首が太くなっているスポーツ選手はいます。しかし、それは首の筋肉が太くなっているのではなく、胸や肩の筋肉が鍛えられて盛り上がり、首が太くなっているように見えるだけなのです。

もちろん、運動して体を鍛えることで、首も強くなっていくということは言えます。けれども限度はあります。

鍛えるということが限度を超えると、それは「酷使」になってしまいます。トレーニングで鍛え、試合で鍛えているプロスポーツの世界で、首や腰を痛めて引退する選手が多いことをご存知でしょうか。

首には筋肉をつけるための余分なスペースがないことに加えて、首を鍛えようとすることが、かえって状態を悪くしてしまう可能性が高くなるのです。

ですから無理に首を鍛えようとしないでください。首のトラブルを防ぐのであれば、年相応の筋肉が落ちないよう、体全体の筋肉を維持するほうが効果があります。筋力は、落ちなければよいのです。

Q6 頸椎椎間板ヘルニアと診断されました。手術が必要なのでしょうか?

――首のヘルニアは安静にするだけで自然に治ることもある。

首の病気のなかには、症状がたいへん重くなってしまうことで、最終的に手術を必要とするものもあります。頸椎椎間板ヘルニアもその一つです。

ただし手術に踏み切るとしたら、下肢にしびれや麻痺が起こり、日常生活に支障が出ているといった場合に限られます。痛みがどれほど強くても、肩や腕などの上半身にとどまる場合は基本的に手術は行わず、生活面に気をつけてもらうか、理学療法での治療を行っていきます。

首のヘルニアは、実際には生活面の安静でひとまず自然に治ります。仕事を休み、外も出歩かないで、姿勢に気をつけながら自宅で数日静かに過ごすことで治っていきますから、とにかく「安静」を心がけてください。

低い枕にするか、もしくは枕をしないで仰向けになり、5~10分横になっているだけでもよくなります。これは言わば自然にけん引していることになるので、寝ているだけで首の位置が矯正されるのです。

痛みを抑えるために薬を飲んでもよいのですが、痛み止めを飲むことによって痛みがなくなり、つい無理をしたり、無茶をしたりすることにもつながりかねません。飲むなら炎症を抑える程度の薬がよいと思います。薬は基本的に医師のほうで処方してくれますから、それを服用するようにするとよいでしょう。あとは湿布薬を貼るなどして痛みを緩和させます。

絶対にやってはいけないことは、マッサージやカイロプラクティックです。特に発病して1ヵ月ぐらいの急性期にあたる時期は厳禁です。また症状がよくなった後もカイロプラクティックは受けないでください。そもそもヘルニアのある人は、厚生労働省によってカイロプラクティックが禁じられています。

またマッサージにしても、ほかの部位ならばともかく、首へのマッサージはやってはいけません。やれば必ずヘルニアを悪化させます。

ヘルニアは、飛び出た部分が小さく縮み、神経の圧迫が取れれば痛みが引いていきます。痛みのピークは2〜3週間ほどで、半年もすれば治っていくことが多いです。その間、首に負担がかからないように頸椎装具であるコルセットを作って装着するのもいいでしょう。なかなかコルセットを作ろうとする患者さんは少ないのですが、日常生活において、首への余計な負担をかけずに過ごすのに、コルセットの装着は有効だと思います。

こうした方法を取ることで、手術をしなくてもヘルニアは治せます。その後は、首を痛めるような姿勢・生活習慣を避け、再発しないように気をつけましょう。

Q7 首の痛みの原因には「がん」が関係していることがあると聞きました。本当ですか?

——眠れないなど激しい首の痛みがあったら大至急病院へ。

本当です。首に症状が出やすいがんには主に、肺がん、前立腺がん、乳がんの3つがあります。

肺は首と隣接しており、首の骨ともつながっているため、肺がんがあると首に直接痛みがきます。また、前立腺がんと乳がんに関しては骨やリンパへの転移によって、首の痛みを引き起こします。

なかでも肺尖部と呼ばれる肺の上部にがんができた場合、とても激しい痛みが生じます。肺尖部にできるがんでは「パンコースト」というがんがよく知られていますが、見つけにくい場所であることから見落とされることもあります。

肺がんによる首の痛みは、顔が青ざめて冷や汗をかくほどの激しい痛みで、寝てもやわらぐことがありません。悪性腫瘍による痛みは、このようにかなりつらい痛みが出るのが特徴です。

ですから寝てもよくならない激しい痛みがある場合は、大至急医師の診察を受けてください。首の痛みで行くなら整形外科、肺の検査をしてもらうなら呼吸器内科を受診されるとよいと思います。

整形外科を受診する際は、痛みの症状を正確に伝え、肺がんを疑っていることも併せて伝えていただくとよいでしょう。

Q8 首を曲げたり、悪い姿勢を取ったりしないということのほか、気をつけるべきことがあれば教えてください。

――首を鳴らす、たたく、冷やすなどは避ける。

首にとって悪いクセがあれば、見直すようにしましょう。

たとえば、首をポキッポキッと鳴らすのがクセになっている人がいます。年齢が若い人やスポーツで体を鍛えている人ならまだよいとしても、そうではない人の場合、頸椎に無理な力がかかって首を痛める危険性があります。

肩がこったときに、首の後ろを強くたたいたりする人もいますが、これもよくありません。こうした動作が習慣のようになっている方は気をつけてください。

また、ヘルニアのある人はマッサージやカイロプラクティックは厳禁と言いましたが、50歳以上の方も、首こりの有無に関わらず、むやみに施術を受けないようにしたほうがよいでしょう。女性の場合は骨粗しょう症の問題もあるので、なおさら注意が必要です。

それから冷えも首の健康にはよくありません。夏のクーラーが強い場所、冬の外出時などでは、スカーフやマフラーをゆるめに巻いて首を冷やさないようにしましょう。

Q9 首の症状は、やはり大きな病院で診てもらうほうがよいのでしょうか？

——しびれがあるようならMRI検査のできる病院へ行くのがよい。


大きい病院というのは入院、手術が中心となります。また現在は、大きな病院にかかるには紹介状が必要となります。

そうしたことを考えると、ひどい肩こりが取れない、首の調子があまりよくないといった症状で医師にかかるなら、まずは開業医で診てもらうのがよいと思います。近所にかかりつけのホームドクターがいるなら、その先生に相談するのもよいですし、クリニックを探して受診してもよいでしょう。

ただし、しびれなどがあるときは、ＭＲＩ検査のできる病院にかかられることをお勧めします。総合病院であれば大抵はＭＲＩを置いているはずです。首に関しては、整形外科、脳外科、神経内科が診療科として挙げられますが、首を診察している科は病院によって違いますので、総合案内や受付で相談してみてください。

開業医にかかるのであれば、整形外科が最も適しているでしょう。とはいえ首を専門とする整形外科の開業医は、残念ながら数としてはあまり多くありません。

少しでも首や頸椎に詳しい医療機関・医師を見つけることが大切ですので、事前の情報収集はしておかれるべきです。雑誌や書籍を参考にするのも方法ですし、インターネット検索で探す方法もあります。

探す際は、整形外科の専門領域、年間の頸椎手術の実績（理想は50件、最低でも10件はあること）、首や頸椎の専門医がいるかどうかなどをポイントにしてください。患者さんからの評判がわかる口コミサイトなどもある程度参考になります。

クリニックのホームページも、アクセスや所在地を確認するだけでなく、掲載されている情報に目を通して首の治療に詳しいかどうかを確認しましょう。通いやすい近場のクリニックという観点だけで探すことはあまりお勧めしません。

すべての情報が正しいとは限りませんが、インターネットの情報は医師選び、病院選びに際して、それなりの参考にしていただけると思います。

Q10 よいお医者さんかどうかを判断する目安があれば教えてください。

——患者の話を親身に聞いてくれるのはもちろん、症状や治療方法をわかりやすく伝えてくれ、生活指導までしてくれる医師が望ましい。

診てもらったお医者さんがよいか悪いかは、やはり実際に会ってみて判断していただくのが一番です。

お医者さんとの相性もありますし、口は悪くても腕はいいというお医者さんもいます。相性は意外と大事ですから、「このお医者さんなら安心できる」と思える先生であれば、ひとまず、その方にとってはよいお医者さんと言えるでしょう。

参考までに、医師である私の立場から「こういうお医者さんはあまりよくない」と考えるのは、「年のせいでしょう」「何でもありません」「治りません」を簡単に口にする医師です。

病気は、年齢性別関係なく、なるときはなります。年を取ろうが、女性であろうが、男性であろうが、病気の治療には何の関係もないことです。原因を「年のせい」で片づけてしまう医者は、医師としては怠慢です。

原因がわからないときに「何でもない」「異常はない」と言い切ってしまうことも、同じ医師として首を傾げざるを得ません。本当に「何でもない」かどうかは簡単には判断できないからです。

患者さんが痛みや不調を訴えている以上、その症状には必ず何か理由があります。どこかにぶつけて痛いという場合は原因も理由も明らかでわかりやすいのですが、そうした明らかな理由がなくて痛みや症状が出ているときは、なおさら慎重に診断しなくてはなりません。

理由がないのに痛みや症状が出るはずはないのです。もしかしたら、がんなどの病気が隠れている可能性もあります。それを調べるのが医者の仕事です。

もし検査などをして、いろいろ調べてみたけれど原因がわからない、特に異常は見当たらない、適切な治療も判断できないというときは、「何でもない」「異常はない」「今は治らない」ではなく、「自分には治せない」「自分には原因がわからない」と伝えるべきです。

「調べてみたけれど、今のところ私には異常なところが見つかりません」と言ったうえで、「もう少し様子を見させてください」「少し経過を見ましょう」あるいは「ほかの病院や先生のところでもう一度診てもらってほしい」となるのが、医師としては普通です。

そのような言葉が出てこない医師は、やはり医者として問題があると思います。はっきり言ってダメな医者です。その先生はやめたほうがよいでしょう。

患者の話をよく聞いてくれて、症状や治療を的確にわかりやすく伝えてくれること。さらに生活状況などにも耳を傾けて原因を見つけ、患者の立場で生活改善を手助けしてくれること。必要な検査や措置を迅速に行ってくれること。

首に詳しい医者であることが望ましいのですが、基本的には、そのような医師であれば「よいお医者さん」と言ってよいと思います。

コラム

首の治療にはこのようなものがある

整形外科の治療の中心は理学療法と薬物療法で、多くはこの2つの併用で治ります。薬剤としては乳酸といった痛みの原因となる物質を取り除く消炎鎮痛剤、筋肉の緊張をほぐす筋弛緩薬などが用いられます。

また理学療法には次のようなものがあります。

●けん引

器械によって固定した首を引っ張る療法です。それによって頸椎を伸ばし、椎間板や靭帯の負担を軽くして、血行を促すと同時に神経の圧迫などを取っていきます。

けん引は、整形外科のほとんどで行われていますが、その大半は座ってやるけん引です。しかし、座ってやるけん引は、頭の重さがかかってしまい、正しいけん引の方向が確保しにくいといった問題点があります。

また、座った姿勢では体の重さも関わってきますので、けん引の際には20キログらいの重量をかけることになります。うまく方向が確保できればいいのですが、重量がかかる分、下手をすると余計悪化させる可能性もあります。けん引にはもう一つ、寝て行うやり方もあります。仰向けに寝た姿勢で行えば、体の重さでけん引の方向が不安定になることもなく、かかる重量も1・5キロ程度ですので安心して治療ができ、効果も出やすくなります。

私のクリニックは仰向け姿勢のけん引ですが、外来でのけん引治療となるとスペースやコストの問題もあって、座って行うけん引が主流となってしまうようです。なかなか寝た姿勢でのけん引を行っているところはないのですが、病院選びの際、どちらのやり方で行われているかも確認されるとよいでしょう。

●コルセット

コルセットは頸椎装具の一つです。コルセットの役割は頸椎を固定して、首にかかる負担を減らすことです。コルセットにもいろいろなタイプのものがありますが、カラータイプのものよりも、フレーム型のほうが固定力があり、効果も高いでしょう。

製作には2週間程度の時間を要しますが、コルセットを作って、20分程度の装着を一日2~3回行うだけでも十分な効果を発揮してくれます。

なかには手術してからコルセットを作る方もいるのですが、手術を考える前に、まずは装具で治すというのが正しい順番です。

泥棒が入ってから鍵を作るのではなく、泥棒が入る前に鍵を作らなければ意味がありません。先に装具で治療して、それでもよくならないときに、初めて手術を検討すべきでしょう。

手術についても触れておきます。

日本は頸椎の治療技術や手術において世界の中でも進んでいる国です。それでもやはり、狭くて細い中にいくつもの重要な器官が通っている首の手術は、リスクも高くなります。

絶対にやってはいけないというわけではありませんが、安易に踏み切るべきではありませんし、やるかやらないかは慎重に判断されたほうがよいでしょう。

また、手術をしたから完全によくなるとは言い切れないのも現実です。

手術が必要となるのは、下肢に麻痺が出て歩行に障害が出ている、膀胱直腸障害を起こしているような場合です。こうした方が手術をしたとして、実は、しびれや麻痺といった症状を完全に取り除くことはなかなか難しく、術後に半分程度まで消えれば成功というのが実状です。

リスクが高い場所であることに加えて、完治も保証しきれないということを考えれば、その前にできる治療をすべて行い、それでもダメなときは……という位置づけで考えていただくほうがよいでしょう。

手術はあくまで最後の手段と考えてください。

それでなくとも、これからの医療は切らずに治す時代に入っていきます。がんも内視鏡手術での除去が主流となってきていますし、狭心症や心筋梗塞もカテーテル治療などの切らずに治す方法が採用されています。

手術に踏み切ったほうがよいケースがあることも確かですが、首の治療に関しては、適切な理学療法と生活改善でほとんどの病気は治癒していきます。

首の病気の原因は90パーセントが毎日の生活にあるというのが私の考えです。

言葉を変えれば、どの病気も生活を見直していただくことで90パーセントは治りますし、予防もできるのです。

そのことをぜひ、心にとどめておいていただければと思います。

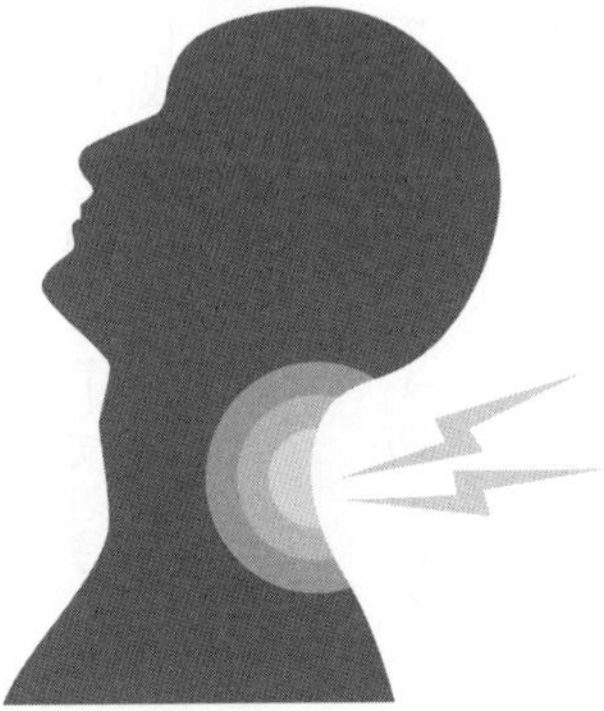

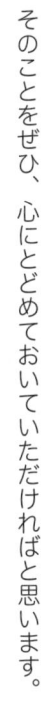

おわりに

私は、整形外科の扱う分野の中でも特に「首の故障」を専門としてきました。これまでに数多くの首の手術も手がけています。しかし残念ながら、体の中でも大変に繊細な箇所である首の故障は、手術をしても100パーセント治るとは必ずしも言えないのが現状です。

そうした現実と向き合う中で、常々、首に関しては特に予防が大切であることを実感し続けてきました。

どのような病気も予防が何より重要です。首に関しても、それは同じです。ですからこの本では、治療や手術に関することではなく、首の故障を起こさないための予防に重点をおきました。

一読されてみて、「ここに書いてあるトレーニングや生活習慣を続けるのはちょっとむずかしい」と感じた方もいらっしゃるかもしれません。

確かに、毎日毎日首のことを意識しながら生活するというのは、忙しい現代においてむずかしいことでしょう。

でも毎日でなくともよいのです。本書でお伝えしたことを頭のどこか片隅において、思いついたときにストレッチをする、気づいたら姿勢を正す、首をいたわるよう心がける。それだけでも違います。

また、できればすぐに手に取れる場所に置いて、時間があるときにでも繰り返しページを開いてみてください。この本を、皆さんの首を守るためのバイブルとしてぜひ活用していただきたいと思います。

最後になりますが、企画・編集面でご協力いただいたアンツの八木沢由香様、本書の刊行にご尽力いただいたSBクリエイティブ学芸書籍編集部の方々に、この場を借りて御礼を申し上げます。

２０１５年１月

三井 弘

著者略歴
三井 弘（みつい・ひろし）
1943年、岡山県岡山市生まれ。1970年、東京大学医学部を卒業。同整形外科入局。1977年より三井記念病院勤務。1984年「三井式頸椎手術器具」を開発。三井記念病院整形外科医長を経て、現在、三井弘整形外科・リウマチクリニック院長。専門分野は脊椎、関節（人工関節）。日本リウマチ学会評議員。著書に『体の痛みの9割は首で治せる！』（角川SSC新書）、『首は健康ですか？――肩こり・頭痛は危険信号』（岩波アクティブ新書）など多数。

SB新書 285

体《からだ》の不調《ふちょう》は「首《くび》こり」から治《なお》す、が正《ただ》しい

2015年1月25日 初版第1刷発行

著 者：三井《みつい》 弘《ひろし》

発行者：小川 淳
発行所：SBクリエイティブ株式会社
〒106-0032 東京都港区六本木 2-4-5
電話：03-5549-1201（営業部）

装 幀：ブックウォール
イラスト：山原恭子
組 版：辻 聡
印刷・製本：図書印刷株式会社

落丁本、乱丁本は小社営業部にてお取り替えいたします。定価はカバーに記載されております。
本書の内容に関するご質問等は、小社学芸書籍編集部まで必ず書面にてご連絡いただきますようお願いいたします。

ISBN 978-4-7973-8026-2